何でも調べればわかる今、レジデントノートがめざすもの

創刊23年目となったレジデントノート。
皆さまの声を聞きながら、
「研修医が現場で困っていること」や「意外と教わらないこと」、
「研修中に必ず身につけたいこと」を取り上げます。

そして、研修医に必要なことをしっかり押さえた、
具体的でわかりやすい解説を大切にします。

救急外来や病棟はもちろん、新しい科をローテートするとき、
あるテーマについて一通り勉強したいときも
ぜひ本誌をご活用ください。

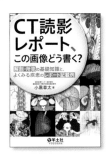

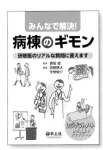

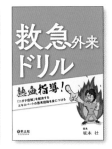

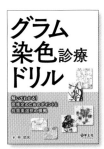

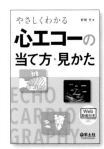

私たちはこれからも読者の皆さまと
ともに歩んでいきます。

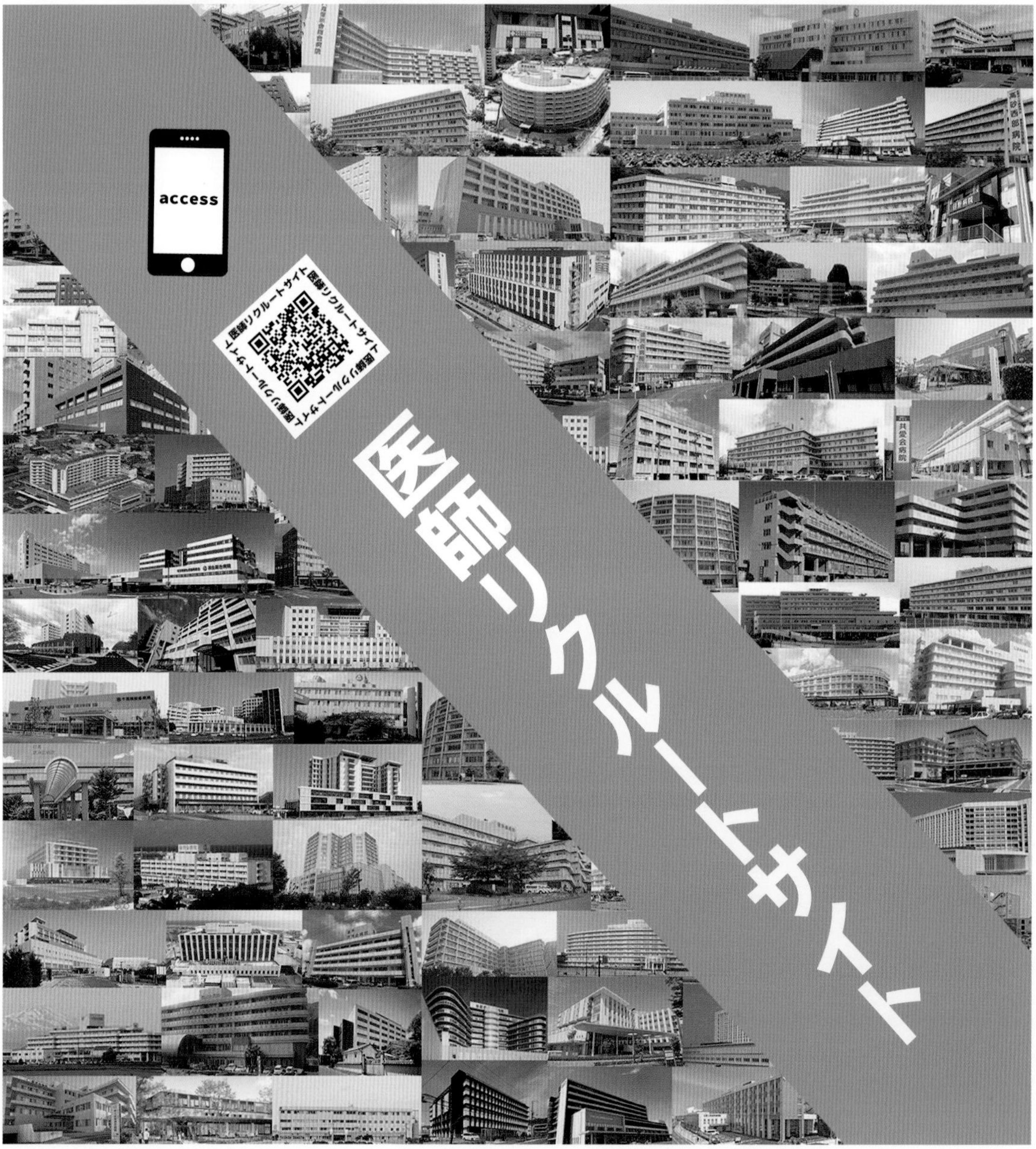

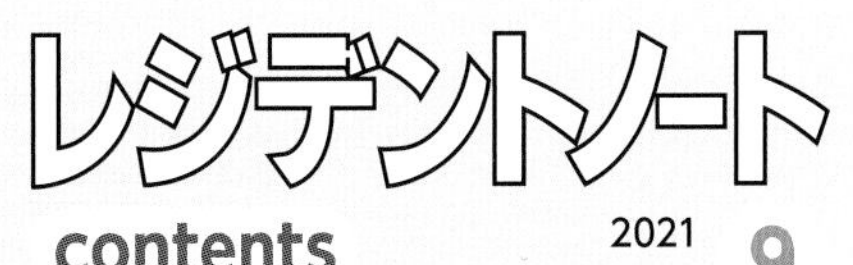

contents
2021 Vol.23-No.9 9

特集

治療効果が変わる！利尿薬の選び方・使い方

根拠をもって使うための基本知識と
病態に応じた処方のコツを教えます

編集／龍華章裕（名古屋大学大学院医学系研究科 病態内科学講座 腎臓内科学）

特集にあたって …… 龍華章裕 1348

基本編：利尿薬についての基礎的知識

利尿薬のオーバービュー …… 志水英明 1350

臨床でよく使用する利尿薬
（ループ利尿薬，サイアザイド系利尿薬）の基本 …… 山口　真 1358

トルバプタンはどのようなときに使う？ 使うときの注意点は？
…… 角　浩史，冨永直人 1368

利尿薬を使用する際の注意点や気をつけたい副作用は？
…… 渡邉絢史，龍華章裕 1376

実践編：臨床で利尿薬をどう使う？

救急医が利尿薬を使う局面とは …… 坂本　壮 1385

腎臓内科医が利尿薬を使う局面とは …… 白井佳那，谷澤雅彦 1393

循環器内科医が利尿薬を使う局面とは …… 中野雄介，安藤博彦 1400

消化器内科医が利尿薬を使う局面とは …… 伊藤隆徳 1409

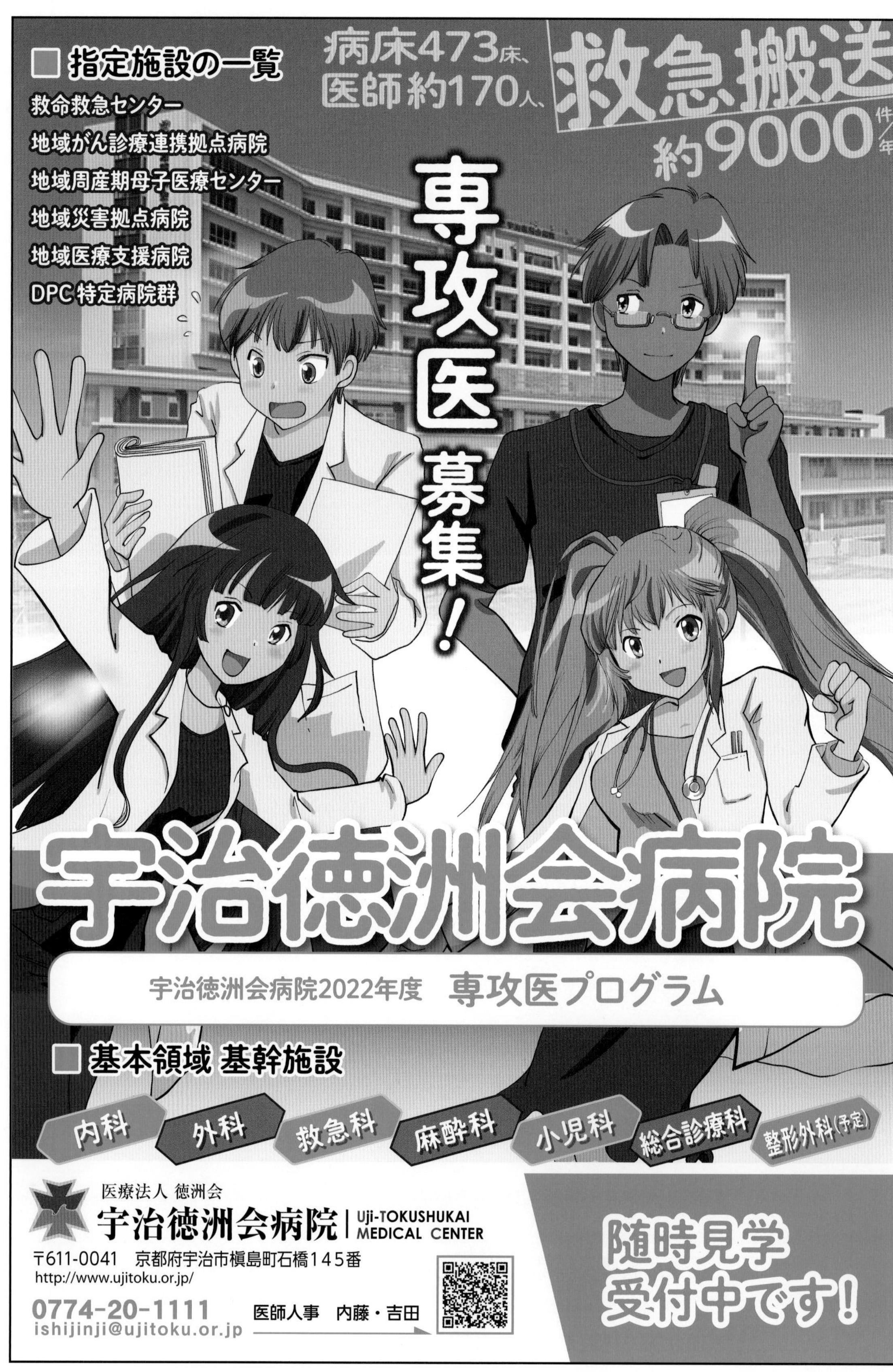
指定施設の一覧
救命救急センター
地域がん診療連携拠点病院
地域周産期母子医療センター
地域災害拠点病院
地域医療支援病院
DPC特定病院群
病床473床、
医師約170人、
救急搬送
約9000件/年
専攻医募集!
宇治徳洲会病院
宇治徳洲会病院2022年度 専攻医プログラム
基本領域 基幹施設
内科
外科
救急科
麻酔科
小児科
総合診療科
整形外科(予定)
医療法人 徳洲会
宇治徳洲会病院
Uji-TOKUSHUKAI MEDICAL CENTER
〒611-0041 京都府宇治市槇島町石橋145番
http://www.ujitoku.or.jp/
0774-20-1111
ishijinji@ujitoku.or.jp
医師人事 内藤・吉田
随時見学受付中です!

レジデントノート
contents
2021 9
Vol.23-No.9

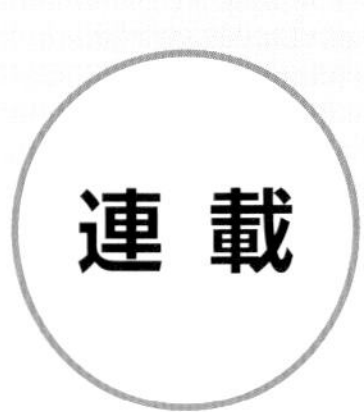

実践！ 画像診断Q&A—このサインを見落とすな
▶発熱と嘔吐で来院した若年女性 …… 井上明星 1337
▶発熱，労作時呼吸困難を主訴に来院した30歳代男性 …… 井窪祐美子，徳田 均 1339

特別掲載
成功につながる！中心静脈穿刺ビジュアルガイド
▶① 超音波ガイド法の基本操作 …… 松島久雄 1419
▶② 超音波ガイド法による血管穿刺の基本スキル～out-of-plane approach …… 松島久雄，豊田浩作，德嶺譲芳 1422

臨床検査専門医がコッソリ教える…**検査のTips！**
▶第54回 ヘモグロビン値が急激に上がった理由は…？ …… 千葉泰彦 1424

病棟コールの対応、おまかせください！ 当直明けの振りかえりで力をつける！
▶第6回 血圧低下に対応しよう② …… 藤野貴久 1426

よく使う日常治療薬の正しい使い方
▶気管支喘息治療薬の正しい使い方 …… 猪島直樹，飛野和則 1436

それゆけ！ エコー・レジデント！ 日常診療でのエコーの使いどころ
▶第11回 知ると知らぬは大違い，腸閉塞とヘルニアエコー …… 多田明良 1449

新連載
リエゾン精神科医が教えます！ **しくじりから学ぶ精神科薬の使い方**
▶Case1 不眠（せん妄ハイリスクの場合） …… 井上真一郎 1456

こんなにも面白い医学の世界 からだのトリビア教えます
▶第84回 硫化水素が治療に使われる？ …… 中尾篤典 1463

Dr.ヤンデルの勝手に索引作ります！
通読できるように作られた医学書の索引を、市原が勝手に作り直して遊びます。
▶第11回 風邪の診かたで勝手に索引！ …… 市原 真 1465

Step Beyond Resident
▶第213回 高血圧救急 Part2
～脳血管障害降圧のcontroversy～ …… 林 寛之 1471

エッセイ **対岸の火事、他山の石**
▶第240回 後医は名医 …… 中島 伸 1479

書評／1483 バックナンバー／1486 増刊号／1488 次号予告／1489 奥付／1490 広告インデックス／後付 表紙立体イラストレーション／野崎一人

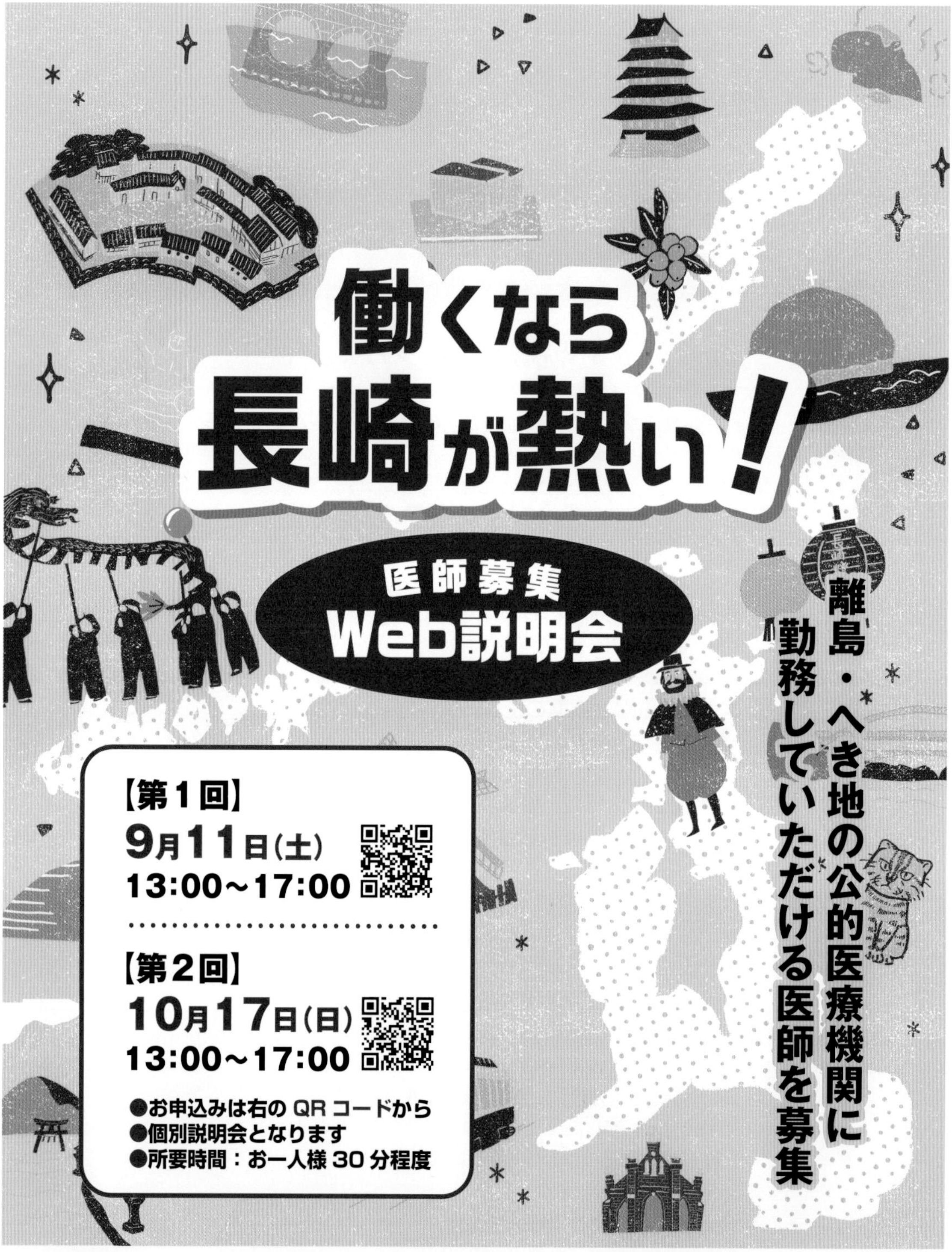

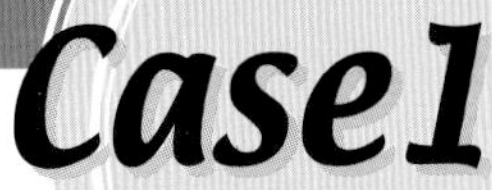

WEBで読める！

発熱と嘔吐で来院した若年女性

（出題・解説）井上明星

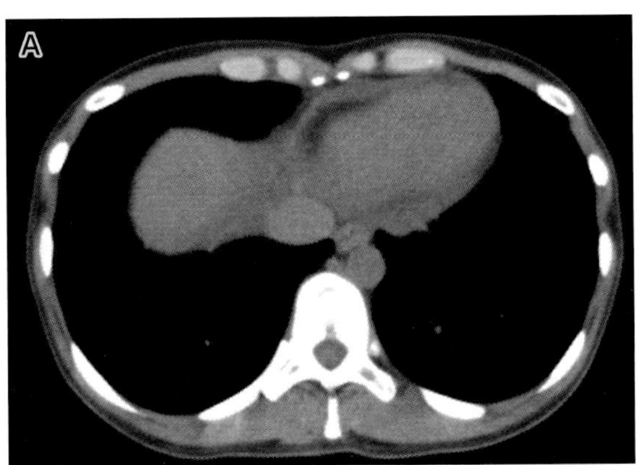

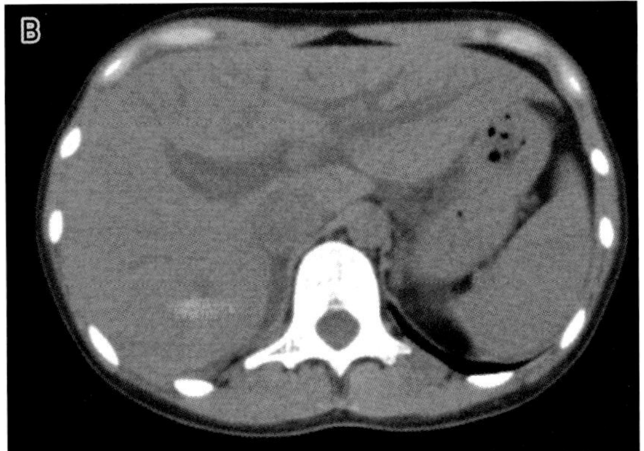

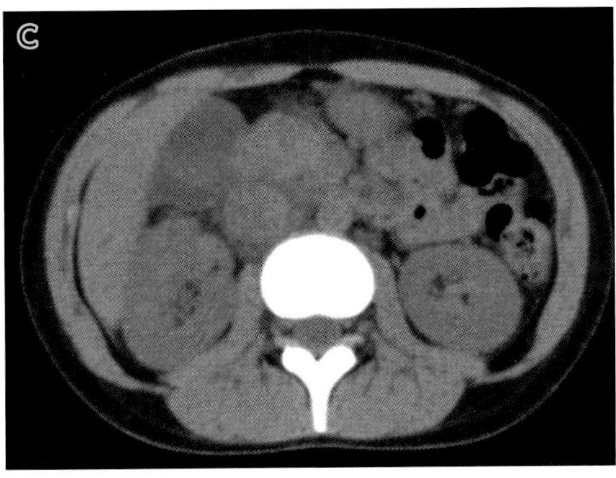

図　腹部単純CT（横断像）
A～C）頭側から順にスライスを提示.

病歴

20歳代女性．3日前から38℃台の発熱があり，アセトアミノフェンを内服していたが，数回の嘔吐を契機に救急受診した．血圧100/64 mmHg，心拍数106 bpm，体温35.7℃．原因精査のため腹部単純CTが撮影された．

問題

Q1：単純CTでの異常所見は何か？
Q2：次に行うべき検査は何か？
Q3：どの診療科に相談すべきか？

Akitoshi Inoue（メイヨークリニック 放射線科）

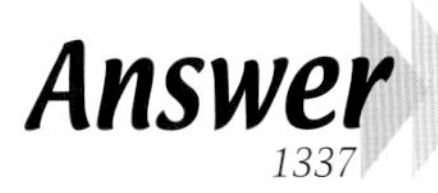

ある１年目の研修医の診断

急性胆嚢炎を疑いますので，消化器内科に相談して，まずは腹部超音波検査を行います．

解答　急性心筋炎（acute myocarditis）

A1：心嚢水，periportal collarおよび胆嚢壁肥厚．
A2：心電図検査および心臓超音波検査．
A3：循環器内科．

解説

腹部単純CTでは心嚢水（図A），門脈周囲の低吸収域（periportal collar，図B）および胆嚢壁肥厚（図C）を認めた．12誘導心電図にて低電位を認め，心臓超音波で少量の心嚢水に加えて，びまん性の壁運動低下を認めたため，高次医療機関に搬送された．集中治療室に入室し，intra-aortic balloon pumping（IABP：大動脈内バルーンポンピング）および体外式ペーシングを挿入し，鎮静下で人工呼吸管理を行い，約2週間後に退院となった．原因となった病原体は同定されなかったが，ウイルス性の急性心筋炎と考えられた．

心筋炎は，感染症，薬剤，放射線，膠原病，サルコイドーシスなどにより生じる心筋を主座とした炎症性疾患を指す．症状は悪寒，発熱，頭痛，筋肉痛，全身倦怠感および食思不振などの感冒様症状，食思不振，悪心嘔吐，下痢といった消化器症状が先行する．それに続いて，心不全徴候，心膜刺激による胸痛，不整脈といった心臓に特異的な症状が出現する．軽症例では症状が非典型的であり，確定診断されていない心筋炎も多く存在すると考えられている．特に注意しなければならないのは，感冒様症状および消化器症状で発症し，急速に致死的経過をたどる激症型心筋炎である．発熱に加えて，脈の異常，低血圧，頸静脈怒張や下腿浮腫などの心不全徴候は，心筋炎を疑う端緒となりうるが，腹痛や嘔吐などの症状から消化器系疾患を疑い，腹部CTが撮影されることがしばしばある．この際に描出される右心不全に伴う所見を正しく解釈し，迅速かつ適切に対処しなければ，不幸な転機を辿ることになる．

肝臓のグリソン鞘には肝動脈，門脈，胆管，リンパ管および神経が含まれる．正常例では，グリソン鞘内の構成要素のうち単純CTでは門脈，ダイナミック造影CTでは動脈と門脈を同定することができるが，リンパ管は描出されない．ところが，肝内でリンパ浮腫が生じると門脈周囲に拡張したリンパ組織を反映した低吸収域（periportal collar）が認められる．胆管もグリソン鞘内に存在するため，胆管拡張も門脈に沿った低吸収域として認められるが，胆管拡張では門脈の片側，periportal collarでは門脈を取り囲むように低吸収域が認められる（図B）．なお，肝内のリンパ浮腫の原因としては，右心不全のほかに，急性肝炎，肝膿瘍，肝硬変，肝外傷，肝術後などが知られている[1]．さらにリンパ管は肝十二指腸間膜，胆嚢漿膜にもネットワークを形成しているため，periportal collarに加えて胆嚢漿膜の浮腫性肥厚や肝十二指腸間膜の濃度上昇を認めることがあり，ときには後腹膜腔にも及ぶこともある[2]．

急性心筋炎のなかには急速に致死的経過を辿る劇症型が知られており，早急に循環器内科にコンサルトする必要がある．身体診察での脈の異常，低血圧，心不全徴候は急性心筋炎を疑う契機となる．また，消化器症状の精査を目的にCTが撮影され，急性胆嚢炎としては矛盾する拡張と緊満感のない胆嚢に壁肥厚に遭遇したら，右心不全の可能性を考慮する．肝内門脈周囲の低吸収域（periportal collar），肝十二指腸間膜および後腹膜の脂肪織濃度上昇も急性心筋炎をはじめとした右心不全徴候を示唆する所見である．

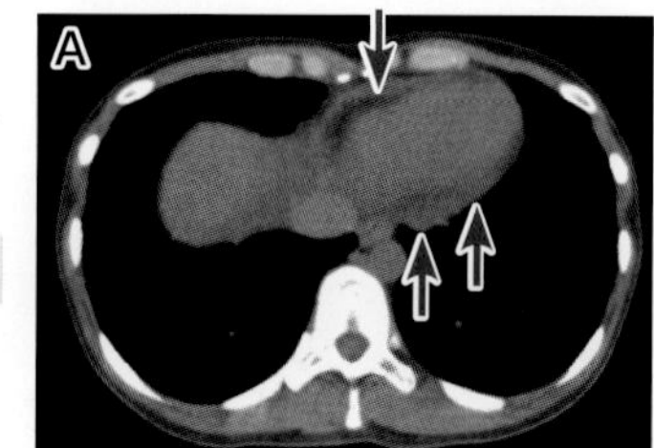

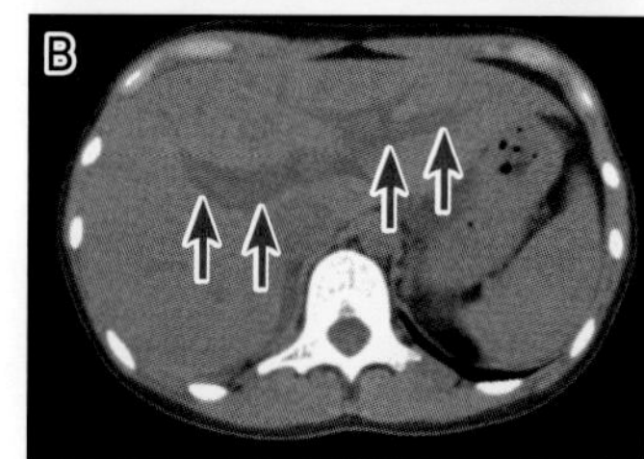

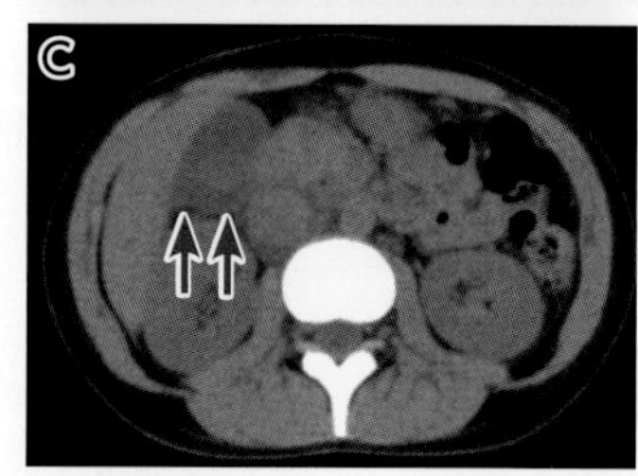

図　腹部単純CT
少量の心嚢水を認める（A➡）．肝内門脈周囲には低吸収域（periportal collar，B➡）を認める．胆嚢壁には背側優位に肥厚を認めるが（C➡），胆嚢自体の緊満感や拡張は乏しい．

文　献

1）Pupulim LF, et al：Hepatic lymphatics: anatomy and related diseases. Abdom Imaging, 40：1997-2011, 2015（PMID：25579171）
2）Takeda H, et al：Computed tomography findings in acute decompensated heart failure: periportal collar sign and lymphedema in the hepatoduodenal ligament and retroperitoneal space. Springerplus, 4：286, 2015（PMID：26110104）

本コーナーはオンラインでもご覧いただけます：www.yodosha.co.jp/rnote/gazou_qa/index.html

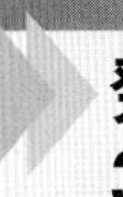

発熱，労作時呼吸困難を主訴に来院した 30歳代男性

Case2

［胸部編］

WEBで読める！

（出題・解説）井窪祐美子，徳田　均

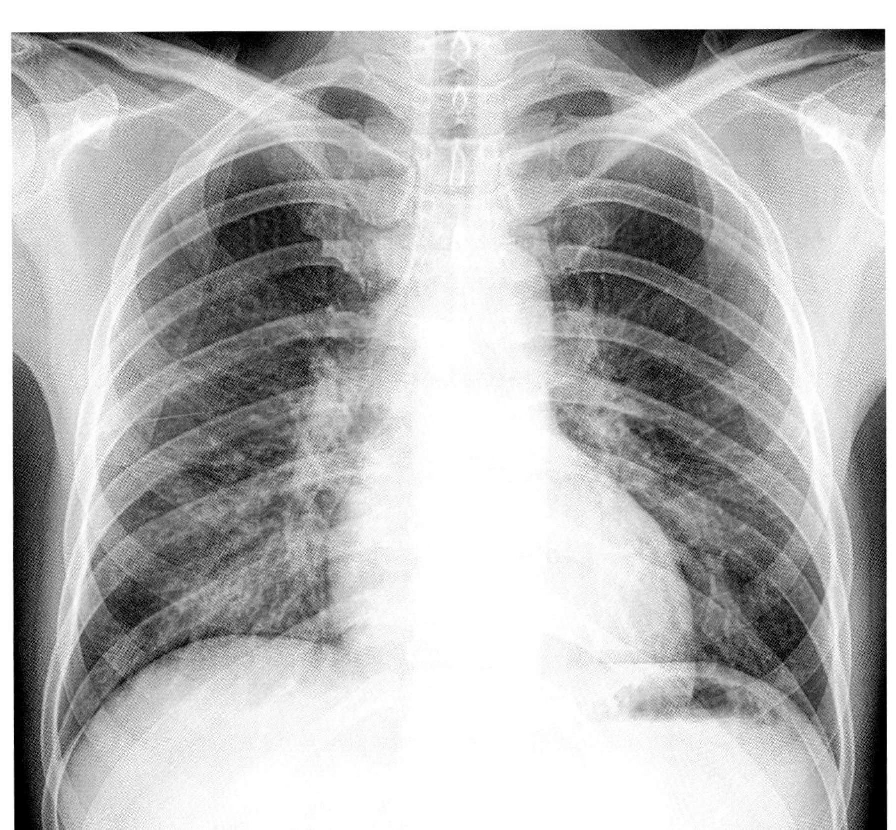

図1　胸部単純X線写真

病歴

症　例：30歳代男性．**主　訴**：発熱，労作時呼吸困難．**既往歴**：痔核．**職業**：システムエンジニア．**喫煙**：なし．**飲酒**：機会飲酒．**アレルギー歴**：なし．**家族歴**：特記すべきことなし．

現病歴：2週間前から咳嗽と労作時呼吸困難が出現し，2日前から38℃前後の発熱がはじまった．近医を受診したところ，胸部単純X線写真にて両側肺炎が疑われ紹介受診となった．

身体所見：身長163 cm，体重60 kg，体温37.7℃，血圧155/107 mmHg，脈拍132回/分，呼吸数20回/分，SpO_2 97％（室内気）．意識清明．頸静脈拡張なし．胸部：ラ音なし，心雑音なし．そのほか，身体所見に異常を認めない．

血液検査：WBC 6,480/μL（好中球66％，リンパ球25％），Hb 14.3g/dL，Plt 24.2万/μL，AST 25 IU/L，ALT 18 IU/L，LD 301 U/L，BUN 8 mg/dL，Cr 0.47 mg/dL，CRP 1.5 mg/dL，D-dimer 2.1 μg/mL.

動脈血液ガス分析（室内気）：pH 7.465，PaO_2 113.8 Torr，$PaCO_2$ 34.2 Torr，HCO_3^- 23.6 mEq/L.

問題

Q1：胸部単純X線写真（図1）の所見は？

Q2：診断のためにさらに必要な検査は？

Yumiko Ikubo, Hitoshi Tokuda（東京山手メディカルセンター 呼吸器内科）

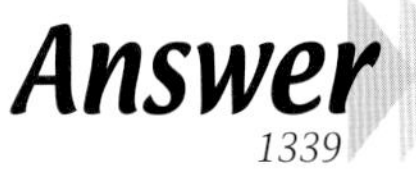

Answer

ある1年目の研修医の診断
両肺野にすりガラス状陰影を認めます．診断のために胸部CTを施行します．

解答　ニューモシスチス肺炎（HIV感染者に合併した）

A1：胸部単純X線写真では両側肺野にびまん性に淡いすりガラス状陰影を認める．また右下肺野で限局性の濃厚陰影を認める（図1○）．

A2：びまん性のすりガラス状陰影を呈しており，経過，および画像所見からはウイルス性肺炎，ニューモシスチス肺炎，急性好酸球性肺炎，薬剤性間質性肺炎などが鑑別にあがる．診断のために胸部単純CT撮影，KL-6，β-D glucan，HIV抗体を測定する．

解説

胸部単純X線写真にて両側肺野にびまん性に淡いすりガラス状陰影を認める．右下肺野で陰影がやや濃くなっている（図1○）．胸部単純CTの肺底部のスライスでは，両側肺野に広範なすりガラス状陰影がみられるが，胸膜直下は比較的スペアされている（図2➡）．右下葉には結節影を認める（図3○）．両肺野にびまん性に分布するすりガラス状陰影としてはA2で示したような疾患が考えられるが，ウイルス性肺炎，急性好酸球性肺炎は急性に経過することから本例とは合わない．薬剤性間質性肺炎は，薬物の服用歴がないことから否定される．下肺野で胸膜直下がスペアされていることも併せると，HIVに合併したニューモシスチス肺炎（HIV-PCP：Pneumocystis pneumonia）が最も考えられる疾患である．本症例は胸部単純CT所見からHIV-PCPを疑い，追加検査を行った結果，β-D glucan 193.3 pg/mL，KL-6 1,452 U/mLと著明な上昇を認め，かつHIV抗原陽性であったことからHIV感染者のPCP（HIV-PCP）と診断した．右下葉の結節影については肺結核の可能性が否定できなかったため，入院後に気管支鏡検査を施行したが，一般細菌・抗酸菌は検出されず，グロコット染色にて*Pneumocystis jirovecii*の菌体を認めたことから，これもPCPの病変の一部と判断した．その後ST合剤の内服治療を開始した．また，気管支鏡検査後から酸素化障害が出現したため経口ステロイドを併用した．治療開始後，速やかに解熱し，呼吸状態の改善が得られ，また画像上のすりガラス状陰影および結節影も著明に改善した．

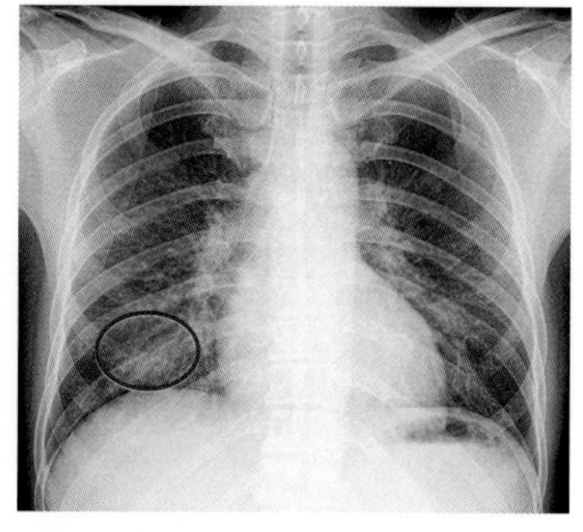

図1　胸部単純X線写真

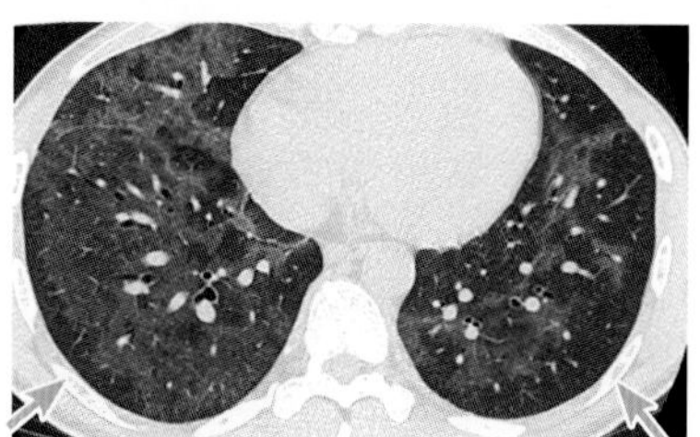

図2　胸部単純CT（肺底部レベル）

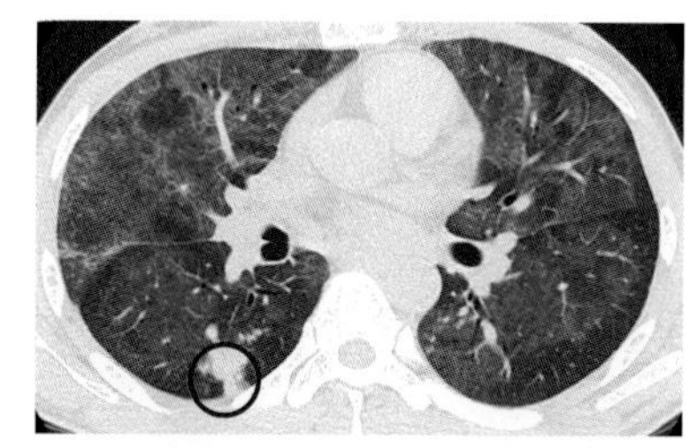

図3　胸部単純CT（中葉枝分岐レベル）

本例は，画像所見，臨床所見ともに典型的なHIV-PCPである．最近話題になることは少ないが，まだまだ多い疾患である．日本はHIV検査を受けたことがない潜在的HIV患者が比較的多いといわれており，多くのPCPが見逃されている可能性がある．

HIV感染症は第5類感染症であり，診断した場合は報告が義務づけられているので，統計は完備している．2019年の全国の新規HIV・AIDS感染者は1,236例で，報告数上位の都道府県は東京，大阪，愛知，福岡であった[1]．AIDS発症によりはじめてHIV感染が判明する例（“いきなりAIDS”とよばれる）は，新規HIV・AIDS感染報告数の約27％を占めていた．HIV感染からAIDS発症まで一般的に5年以上を要するため，潜在的なHIV感染者は報告数よりもさらに多いと考えられる．都市部では特に，びまん性すりガラス状陰影を呈する若年者の肺炎を診察する際にはHIV-PCPを念頭において検査・生活歴聴取を行うことを心がけたい．

文　献

1）厚生労働省エイズ動向委員会：令和元（2019）年エイズ発生動向 ―分析結果―．2020
https://api-net.jfap.or.jp/status/japan/data/2019/nenpo/bunseki.pdf
2）大阪健康安全基盤研究所：HIV/エイズの現状－世界では？日本では？2019
http://www.iph.osaka.jp/s007/020/020/100/015/20191125165744.html

信頼されて23年

レジデントノートは 2021年も研修医に寄りそいます！

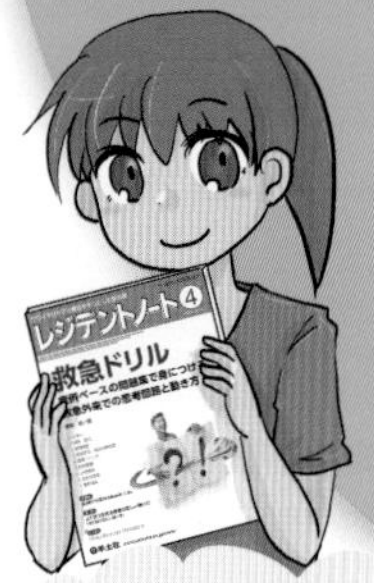

レジデントノートの年間定期購読

発行後すぐお手元に

送料無料※1

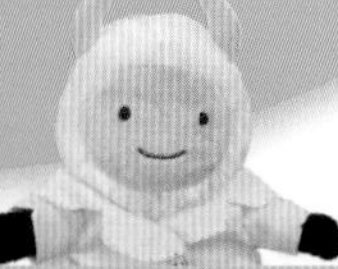

年間を通して満遍なく勉強できる！

4つのプランで随時受付中！

冊子のみ		WEB版（通常号のみ）購読プラン	
通常号（月刊12冊）	定価26,400円（本体24,000円+税10%）	通常号（月刊12冊）＋ WEB版	定価30,360円（本体27,600円+税10%）
通常号（月刊12冊）＋ 増刊（6冊）	定価57,420円（本体52,200円+税10%）	通常号（月刊12冊）＋ 増刊（6冊）＋ WEB版	定価61,380円（本体55,800円+税10%）

※海外からのご購読は送料実費となります
※WEB版の閲覧期間は、冊子発行から2年間となります
※「レジデントノート定期購読WEB版」は原則としてご契約いただいた羊土社会員の個人の方のみご利用いただけます
※雑誌価格は改定される場合があります

2021年末までに 継続申込をいただいた方全員に

書籍 こんなにも面白い医学の世界
からだのトリビア教えます Part 2 を進呈！

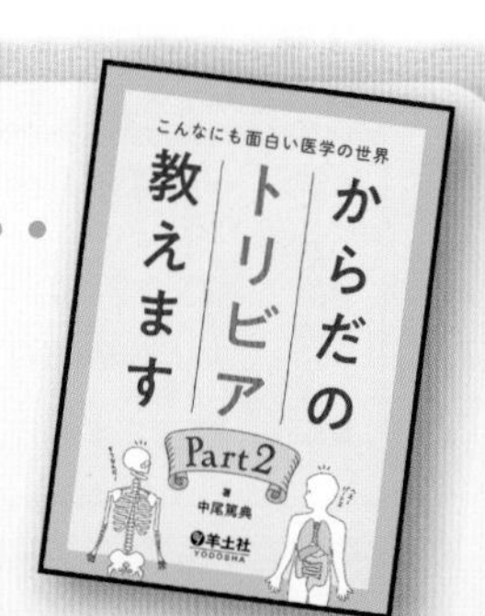

→p.1342もご覧ください！

治療効果が変わる！利尿薬の選び方・使い方

根拠をもって使うための基本知識と
病態に応じた処方のコツを教えます

特集にあたって 1348

基本編：利尿薬についての基礎的知識

利尿薬のオーバービュー 1350

臨床でよく使用する利尿薬
（ループ利尿薬，サイアザイド系利尿薬）の基本 1358

トルバプタンはどのようなときに使う？
使うときの注意点は？ 1368

利尿薬を使用する際の注意点や
気をつけたい副作用は？ 1376

実践編：臨床で利尿薬をどう使う？

救急医が利尿薬を使う局面とは 1385

腎臓内科医が利尿薬を使う局面とは 1393

循環器内科医が利尿薬を使う局面とは 1400

消化器内科医が利尿薬を使う局面とは 1409

特集にあたって

龍華章裕

研修医の先生に限らず，ある程度の年数を経験していても，臨床の現場における利尿薬の使用にはいつも頭を悩ませられます．その理由として，担当患者さんの細胞外液量過剰が「利尿薬の適応としてよいか」の判断が難しいことや，利尿薬自体の種類が多く「何をどのように使えばいいか」の判断に悩む，ことなどがあげられます．

そこで本企画では，① 利尿薬の基礎的な知識，② 利尿薬使用を悩むような局面の考え方，③ 実際に各科専門医の先生がどのように利尿薬を使用しているか，を解説することで，利尿薬使用における一連の流れを理解してもらえるような企画を考えました．

現場で使える知識とよく遭遇する症例を通して，読者が実践力を身につけられるような企画になればと思っております．

本特集の構成

本特集では，前半［基本編：利尿薬についての基礎的知識］，後半［実践編：臨床で利尿薬をどう使う？］の二本立てにしました．これは，前半で基本的な知識を養ったうえで，後半の実践編を読むことで，スムーズに学習できると考えたからです．それでは，おのおのみていきましょう．

◆「基本編：利尿薬についての基礎的知識」

『利尿薬のオーバービュー』では，利尿薬の作用部位や作用機序の基本的事項を全体像がわかるように解説し，ループ利尿薬やMRA（mineralocorticoid receptor antagonist：ミネラルコルチコイド受容体拮抗薬）の種類と使い分けを解説しています．

『臨床でよく使用する利尿薬（ループ利尿薬，サイアザイド系利尿薬）の基本』では，臨床現場で最も頻用されるフロセミドやサイアザイド系利尿薬について解説しています．皆さんも一度は，「何で腎臓内科医はあんなにフロセミドを高用量で使うのだろう？」と思ったことがあるのではないかと思いますが，そういう疑問に対する答えがみつかるはずです．

『**トルバプタンはどのようなときに使う？ 使うときの注意点は？**』では，最近，心不全，肝硬変，SIADH（syndrome of inappropriate antidiuretic hormone secretion：抗利尿ホルモン不適切分泌症候群）など，使用局面が増えてきているトルバプタンの基礎的な内容と使用するうえでの注意点について解説されています．入院中にトルバプタンを導入する際は，どのようなことに気をつけるべきかを学んでください．

『**利尿薬を使用する際の注意点や気をつけたい副作用は？**』では，利尿薬の適応や副作用について解説しています．「そもそも目の前の患者さんは利尿薬の適応？」や「この患者さんの電解質異常は利尿薬が原因？」などの素朴な疑問に答えてくれると思います．

◆「実践編：臨床で利尿薬をどう使う？」

『**救急医が利尿薬を使う局面とは**』では，救急外来での利尿薬使用の実際について解説しています．救急外来で目の前の患者さんに利尿薬を使うべきかどうかを悩んだことは誰にでもあるはずです．何を根拠に利尿薬使用を考えるか，をここで学んでください．

そして，『**腎臓内科医／循環器内科医／消化器内科医が利尿薬を使う局面とは**』では，おのおのの分野のエキスパートの先生に，症例ベースで利尿薬の使い方を解説してもらいました．ローテートする科で，「何でこの科の先生は，この薬をよく使うんだろう」だとか，「目の前の体液過剰の患者さんにどういう根拠で治療戦略を組み立てるんだろう」など，一番皆さんが疑問に思うところに答える内容になっています．

筆者も，必ず根拠をもって利尿薬を使用するようにはしていますが，常に自信をもっているわけではありません．ただ，治療がうまくいかなかったときの次の対策を考えるようにはしています．皆さんにも本特集で，利尿薬を処方する際の根拠を少しでも身につけてもらえたら，と思っています．

Profile

龍華章裕（Akihiro Ryuge）

名古屋大学大学院医学系研究科 病態内科学講座 腎臓内科学
研修医の２年間は大変なこともあるかと思いますが，いろいろな経験ができますので，楽しんで頑張ってください！

【基本編：利尿薬についての基礎的知識】

利尿薬のオーバービュー

志水英明

①作用部位や薬理作用が異なる利尿薬があり，治療の目的に応じて使い分ける
②ループ利尿薬は使用頻度の高い薬剤であり，特にフロセミドの使い方を習得する
③利尿薬を使用していけない状況（鑑別すべき病態）を確認する
④利尿薬の副作用や効果を採血・尿量・体重によってモニタリングする

はじめに

利尿薬は臨床で使用頻度の高い薬剤の1つです．その一方で利尿薬の作用機序や副作用などについてはあまり理解されていないのではないでしょうか．本稿では利尿薬の種類と作用機序についての基本事項を解説します．

1 利尿薬の種類と作用機序

1）尿細管と利尿薬

尿細管は近位尿細管，ヘンレループの細い下行脚と上行脚，ヘンレループの太い上行脚，遠位曲尿細管，接合尿細管，集合管に分かれます（図）．

尿細管に排出されたNa^+のうちの60％を近位尿細管で吸収し，ヘンレループの太い上行脚で30％，遠位曲尿細管と接合尿細管で7％，集合管で2～3％を吸収しています．

利尿薬ほとんどの利尿薬はNa^+を吸収することを阻害することで作用します．

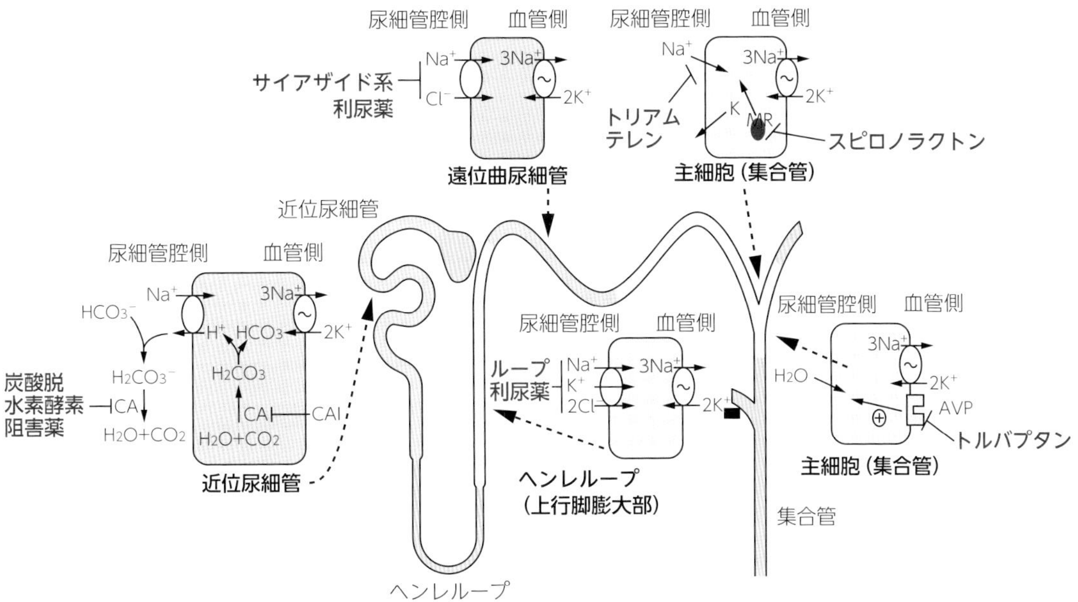

図 利尿薬の種類と主な作用機序

炭酸脱水酵素阻害薬：近位尿細管のNa^+，Cl^-，HCO_3^-の吸収を阻害.
ループ利尿薬：ヘンレループ上行脚膨大部尿細管腔側のNa^+－K^+－$2Cl^-$共同輸送体を阻害.
サイアザイド系利尿薬：遠位曲尿細管腔側のNa^-－Cl^-共輸送体を阻害.
カリウム保持性利尿薬：集合管で，Na^+吸収とK^+排泄を阻害.
トルバプタン：バソプレシン受容体拮抗により水吸収を阻害.
MR：mineralocorticoid receptor（ミネラルコルチコイド受容体）
文献1をもとに作成.

2）利尿薬は基本的にどんなときに用いるのか？

利尿薬をなぜ使用するのでしょうか？「利尿薬」とあるように使用することで尿が出ますが，本質的には体液すなわち細胞外液量と細胞内液量のどちらかあるいは両方が過剰なときに元に戻すために使用します.

心不全，肝硬変，ネフローゼ症候群などでよく使用されます．尿を出すために腎前性腎不全や尿閉に用いるのは誤った使い方です.「尿が出ない」＝「利尿薬」では決してありません．稀に異常時指示として「尿量低下時ラシックス®20 mg投与」といった指示をみかけます，**尿が出ない原因を特定せずに利尿薬の使用は行わない**ようにしましょう（表1）.

2 覚えておきたい利尿薬の特徴と基本的事項

1）利尿薬の種類と特徴（表2）

❶ 炭酸脱水酵素阻害薬

近位尿細管での重炭酸（HCO_3^-）の吸収を阻害することにより，同時に吸収されるNa^+

表1 利尿薬投与が不適切な病態（鑑別すべき病態）

無尿・乏尿
・神経因性膀胱 ・前立腺肥大 ・尿道カテーテル閉塞 ・細胞外液量低下（血圧低下）
浮腫
・深部静脈血栓症 ・蜂窩織炎（壊死性筋膜炎） ・甲状腺機能低下症 ・アナフィラキシーショック ・敗血症性ショック ・カルシウム拮抗薬の副作用　＊薬剤中止のみで改善

表2 利尿薬の種類

分類	一般名	商品名	規格
炭酸脱水酵素阻害薬	アセタゾラミド	ダイアモックス®	錠剤50 mg 注500 mg
ループ利尿薬	フロセミド	ラシックス®	錠剤・細粒10・20・40 mg 注20・100 mg
	アゾセミド	ダイアート®	錠剤30・60 mg
	トラセミド	ルプラック®	錠剤4・8 mg
サイアザイド系利尿薬（サイアザイド類似薬）	トリクロルメチアジド	フルイトラン®	錠剤1・2 mg
	ヒドロクロロチアジド＊	ヒドロクロロチアジド錠	錠剤12.5・25 mg 細粒10％（100 mg/g）
	インダパミド	ナトリックス®	錠剤1・2 mg
カリウム保持性利尿薬	スピロノラクトン	アルダクトン®A	錠剤25・50 mg, 細粒10％（100 mg/g）
	カンレノ酸カリウム	ソルダクトン®静注用	注100・200 mg
	エプレレノン	セララ®	錠剤25・50・100 mg
	エサキセレノン	ミネブロ®錠	錠剤1.25・2.5・5 mg
	トリアムテレン	トリテレン®・カプセル	錠剤50 mg
浸透圧利尿薬	D-マンニトール	20％マンニットール注射液	注300 mL
バソプレシン V_2 受容体拮抗薬	トルバプタン	サムスカ®	錠剤7.5・15・30 mg 細粒1％（10 mg/1 g）
心房性Na利尿ペプチド	カルペリチド	ハンプ®注射用	1,000 μg

＊アンジオテンシンⅡ受容体拮抗薬（ARB）との合剤もある
文献2をもとに作成.

表3 利尿薬による酸塩基平衡異常〜血清カリウムへの影響

	酸平衡異常	血清カリウム	その他
炭酸脱水酵素阻害薬	代謝性アシドーシス	低下	
ループ利尿薬	代謝性アルカローシス	低下	Na上昇 Ca低下 Mg低下
サイアザイド系利尿薬	代謝性アルカローシス	低下	Na低下 Ca上昇 Mg低下
ミネラルコルチコイド受容体拮抗薬	代謝性アシドーシス	上昇	
バソプレシンV_2受容体拮抗薬	−	(上昇)*	Na上昇

＊有効循環血液量低下により高カリウム血症をきたすことがあるため血清Kを測定することが添付文書に記載されている.
文献3を参考に作成.

の再吸収を阻害します．近位尿細管でのNa^+吸収の量は大きいですがアセタゾラミドのNa^+吸収阻害作用は弱く，Na^+を排泄させる目的以外で使用されることがあります[3)]．緑内障，月経前緊張症，中枢性睡眠時無呼吸症候群，周期性四肢麻痺の予防，サリチル酸やフェノバルビタールなどの薬剤排泄増加目的（重炭酸とともに投与し尿をアルカリ化して排泄促進）などがあります．また，副作用としてAG（アニオンギャップ）正常代謝性アシドーシス，低カリウム血症がありますが代謝性アルカローシス改善目的での使用もあります．ループ利尿薬やサイアザイド系利尿薬による代謝性アルカローシスで呼吸抑制が悪化した慢性閉塞性肺疾患に使用する場合もあります（例：アセタゾラミド250〜500 mg/日＋KCL投与[3)]）.

利尿薬には副作用として代謝性アシドーシスと代謝性アルカローシスをきたすものがあり（表3），炭酸脱水酵素阻害薬は代謝性アシドーシスをきたす利尿薬の代表です．**利尿薬を使用する場合には酸塩基平衡異常に問題がないか注意して観察しましょう**（p.1381「MEMO：Na－Cl値について」参照）.

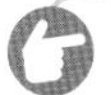
ここがポイント

利尿薬には代謝性アシドーシスと代謝性アルカローシスをきたすものがある！

❷ ループ利尿薬

ヘンレループ上行脚膨大部尿細管腔側の$Na^+-K^+-2Cl^-$共同輸送体の阻害によりNa^+が排泄されます．最もよく使われる利尿薬であるループ利尿薬にはいくつか種類があり，なかでもフロセミドは臨床現場での使用頻度が高く，**初期研修ではフロセミドの使い方を習得することをおすすめします**．フロセミドには静注薬と経口薬があり早い効果を期待したいときには静注を使用します．フロセミドを静注から経口へ切り替える際には静注投与量の2倍量とすることが多いのですが，これはフロセミドは経口摂取した際のバイオアベイラビリティ（生物学的利用能：経口投与された薬剤が血液中に到達し作用するか）に

表4 経口利尿薬の薬理（各種利尿薬の経口摂取でのバイオアベイラビリティと作用時間）

一般名		Oral Bioavailability	作用発現時間（効果持続時間）
ループ利尿薬	フロセミド	10〜100％	0.1〜1時間（6時間）
	ブメタニド	90％	0.25〜0.5時間（8時間）
	トルセミド	90％	0.5〜1時間（8時間）
サイアザイド系利尿薬	ヒドロクロロチアジド	70％	2時間（12時間）
	トリクロルメチアジド	70％	2時間（24時間）
	インダパミド	90％	2時間（24時間）

フロセミドは腸管吸収が不安定・個人差強い（平均50％）
→静注から経口へのフロセミドの切り替えはとりあえずは倍量（バイオアベイラビリティ50％と仮定）とするが，効果をみて適宜，増減が必要である．
文献4より引用．

10〜100％と開きがありおおむね50％と想定しているためです（**表4**）．しかしバイオアベイラビリティは個人差が大きく，そのため静注からの切りかえ時は尿量や体重の変化を慎重に観察して投与量を微調整することが重要です[4)]．ループ利尿薬は製剤により多少の差はありますが，基本的には短時間作用型です．効果が乏しいときは十分な投与（利尿効果の用量反応曲線：p.1361「**臨床でよく使用する利尿薬（ループ利尿薬，サイアザイド系利尿薬）の基本**」の**図**参照）を行うか投与回数を増やします（**表4**）．ループ利尿薬は細胞外液量増加を改善させる以外に慢性腎臓病の高カリウム血症の治療に使用されます．

❸ サイアザイド系利尿薬

サイアザイド系利尿薬は遠位曲尿細管腔側のNa^+-Cl^-共輸送体を阻害してNaを排泄させます．利尿薬抵抗性の際のループ利尿薬との併用，高血圧治療，高カリウム血症の治療に用いられます．サイアザイド系利尿薬では低ナトリウム血症の副作用がよく知られており，低ナトリウム血症をみた際にはサイアザイド系利尿薬の有無を確認します（**表3**）．カルシウムの吸収を高め尿中へのCa排泄を低下させるため骨粗鬆症や腎結石にも有効です．

腎性尿崩症に対して尿量を減らすためにサイアザイド系利尿薬を使用する，逆説的な使い方をすることがあります．これはサイアザイド系利尿薬の使用により結果的に近位尿細管でNa^+および水吸収が亢進し尿量が減るためと考えられています[3)]．

❹ カリウム保持性利尿薬

集合管でNa^+吸収とK^+排泄を阻害する利尿薬で，高カリウム血症が副作用としてあります．尿細管腔側のNaチャネル（ENaC）を直接阻害するトリアムテレンとミネラルコルチコイド受容体拮抗薬があります．トリアムテレンはENaCを直接阻害するため，先天的にENaCが亢進しているLiddle症候群に使用されます．

現在ミネラルコルチコイド受容体拮抗薬は3種類が市販されています（**表5**）．第一世代のスピロノラクトンは抗アンドロゲン作用やプロゲステロン様作用により女性化乳房やインポテンツ，生理不順の副作用があります．利尿薬抵抗性がある際にループ利尿薬と併用したり，利尿薬による低カリウム血症に対して使用されます．第二世代のエプレレノンは

表5 ミネラルコルチコイド受容体拮抗薬の種類と特徴

	スピロノラクトン	エプレレノン	エサキセレノン	フィネレノン
商品名	アルダクトン®A	セララ®	ミネブロ®	ー
ステロイド骨格	あり	あり	なし	なし
半減期（時間）	11.2	3～5	19	2.2～3
保険適応	高血圧，浮腫，原発性アルドステロン症	高血圧，慢性心不全	高血圧症	未承認
禁忌	無尿・急性腎不全，高カリウム血症，タクロリムス投与中	高カリウム血症，腎機能障害（eGFR 50未満），糖尿病性腎症	高カリウム血症，腎機能障害（eGFR 30未満）	

文献5を参考に作成．

ミネラルコルチコイド受容体の選択性が高くなっており性ホルモンの副作用が軽減されています．心機能の低下した心不全に対して使用されることが多く，急性・慢性心不全ガイドライン（2017年改訂版）」では推奨クラスⅠ，エビデンスレベルAとなっています[6]．2019年に販売開始となった第3世代のエサキセレノンはミネラルコルチコイド受容体の選択性が非常に高く，エプレレノンでは禁忌であった中等度腎障害（eGFR 30 mL/分/1.73 m^2 以上）や糖尿病性腎症にも使用することが可能です．

ここがピットフォール

ミネラルコルチコイド受容体拮抗薬を投与している場合血清カリウム値とクレアチニン値を測定します．

ミネラルコルチコイド受容体拮抗薬は心機能の低下している心不全の患者さんに使用されることが多くCKD（chronic kidney disease：慢性腎臓病）も合併していることが多いです．投与後に急速に高カリウム血症となっている事例をよくみかけます．投与時は少量から慎重に行いましょう．

実際の投与方法として，初期用量を12.5 mg/日（エプレレノンの場合は25 mg/日），カリウム製剤や非ステロイド系抗炎症薬との併用を避けて，開始後3日目・1週後・以後3カ月後までは毎月血清カリウム値とクレアチニン値を測定することが推奨されています[6]．高カリウム血症を認めた際には中止・減量も検討しましょう[7]．

❺ カルペリチド（ハンプ®）

心房利尿ペプチドとして日本で心不全の治療で用いられます．ナトリウム吸収阻害と輸入細動脈や血管拡張作用があり腎血流を温存するなどの作用があり，心臓手術周術期の急性腎障害を減らした報告もありますが，KDIGO（Kidney Disease：Improving Global Outcomes）ガイドラインでは十分な根拠がないためAKI（acute kidney injury：急性腎障害）の予防や治療に用いることを推奨していません，血圧低下などに注意する必要があります（p.1400「循環器内科医が利尿薬を使う局面とは」参照）．

❻ トルバプタン（サムスカ®）

尿細管管腔の血管側にあるバソプレシンV_2受容体拮抗薬で，① ループ利尿薬等の他の利尿薬で効果不十分な心不全・肝硬変における体液貯留，③ 常染色体優性多発性のう胞腎の進行抑制，④ 抗利尿ホルモン不適切分泌症候群（syndrome of inappropriate antidiuretic hormone secretion：SIADH）における低ナトリウム血症の改善があります．副作用として急激な血清ナトリウム上昇や肝機能障害があり，注意して使用する必要はあります（p.1368「トルバプタンはどのようなときに使う？ 使うときの注意点は？」参照）．

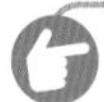

ここがピットフォール：薬剤費にも配慮を！

新しい薬剤は薬剤費が高く，複数の薬剤を合わせると高額な薬剤費となります〔例：サムスカ® 7.5 mg 1,084円（1日）〕．急性期治療後に自宅療養困難のため，退院後介護施設に入所する高齢患者さんも増えています．高額な薬剤費が原因で転院や施設入所ができないこともありますので，退院後の治療も考えて薬剤を選択しましょう．

2）体重測定の重要性

利尿薬を使用する際には体重測定が重要です．至適体重を設定しておくと効果判定や投与量の調節の目安になります．尿量は尿道カテーテルが留置されているときは正確ですが抜去後や自宅では不正確になります．そのため体重をできる限り毎日測定することが望ましいです．

管理の例として下記の目安があります．

- 浮腫がない肝硬変の腹水減少のための利尿薬では0.3～0.5 kg/日以上の体重減少はさせない[3)]
- 心不全では3日以内に2 kg以上の体重増加を認める場合，利尿薬の増量が必要[6)]
- ネフローゼ症候群では1日1 kg程度以下の体重減少となるように利尿薬を調節[8)]

おわりに

厳密には利尿薬ではないですが，利尿作用のある薬剤としてSGLT2阻害薬（Na^+-dependent glucose transporter2 inhibitor：近位尿細管でグルコースとNa^+吸収阻害）のなかでもダパグリフロジン（フォシーガ®）は心不全への適応が追加され，サクビトリルバルサルタン〔エンレスト®，アンジオテンシン受容体ネプリライシン阻害薬（angiotensin receptor neprilysin inhibitor：ARNI）：BNP（brain natriuretic peptide：脳性ナトリウム利尿ペプチド）の分解を阻害する薬剤とARBの合剤〕など，利尿効果をもつ新たな心不全治療薬も発売されています．今後は「尿を出す」「浮腫を軽減させる」という目的ではなく，「臓器障害を改善する」という考えでの利尿薬および利尿作用を要する薬剤治療が主流になると思います．

文 献

1）Sica DA, et al：Edema and the clinical use of diuretics.「National Kidney Foundation's Primer on Kidney 6th edition」（Gilbert SJ, et al）, Elsevier, 2014

2）志水英明：利尿薬の薬理学的な機序．月刊薬事，56：167-173，2014

3）湊口 俊，藤田芳郎：初期研修医のための利尿薬の基本．「研修医のための輸液・水電解質・酸塩基平衡」，中外医学者，2015

4）柴垣有吾：利尿薬を正しく使いこなそう 腎疾患における処方の基本．第55回日本腎臓学会学術総会モーニングセミナー，2012
https://www.marianna-kidney.com/wp/wp-content/uploads/2019/06/2012603.pdf

5）平和伸仁：MR拮抗薬．腎と透析，90：741-747，2021

6）日本循環器学会，日本心不全学会：急性・慢性心不全診療ガイドライン（2017年改訂版）．2018
https://www.j-circ.or.jp/old/guideline/pdf/JCS2017_tsutsui_h.pdf

7）Ferreira JP, et al：Abnormalities of Potassium in Heart Failure：JACC State-of-the-Art Review. J Am Coll Cardiol, 75：2836-2850, 2020（PMID：32498812）

8）厚生労働省難治性疾患克服研究事業進行性腎障害に関する調査研究班 難治性ネフローゼ症候群分科会：ネフローゼ症候群診療指針．日本腎臓学会誌，53：79-122，2011

Profile

志水英明（Hideaki Shimizu）

大同病院 腎臓内科

利尿薬の調整は体重・血圧・尿量・腎機能・血清K・Na・Mg・尿酸などたくさんみるべきポイントがあり，内科研修で習得すべき病態の1つと考えます．研修中にできるだけ多くの経験をして，臨床力を向上させてください．

【基本編：利尿薬についての基礎的知識】

臨床でよく使用する利尿薬（ループ利尿薬，サイアザイド系利尿薬）の基本

山口　真

① ループ利尿薬は，天井量“ceiling dose”を意識して使用することが重要
② 利尿薬抵抗性を示したときには，原因の把握に努める
③ 利尿薬抵抗例に，ループ利尿薬とサイアザイド系利尿薬との併用が効果的である場合がある

はじめに

利尿薬は，心不全・慢性腎臓病（chronic kidney disease：CKD）・肝硬変・ネフローゼ症候群などさまざまな浮腫性疾患に使用されますが，「利尿薬が効かないので，どうすればよいか？」という声をよく耳にします．“利尿薬が効かない＝利尿薬抵抗性”を理解するためには，第一に利尿薬の特徴を知り，正しい使用法を理解する必要があります．本稿では，心不全や腎不全の臨床でよく使用される「ループ利尿薬」と「サイアザイド系利尿薬」の基本について，症例を通して解説したいと思います．

1 利尿薬投与が必要な患者さんがやってきた

研修医として内科業務に悪戦苦闘しているある日のできごと．
指導医から電話がかかってきました．

指導医　「CKDの患者さんが心不全になっているので，利尿薬の調整をよろしく」
研修医　「はい，わかりました．…心不全か．急いで治療しないと」

研修医はさっそく外来に向かい，カルテから情報収集してご本人の診察をはじめました．

症例

80歳 男性.
糖尿病による慢性腎不全のため，通院中.
糖尿病性網膜症と末梢神経障害あり.
1週間前に定期外来受診時に下肢のむくみが増えたため，もともと3年前から内服していたフロセミド1日40 mg→1日80 mg（朝40 mg，昼40 mg）へ増量の指示あり.
2日前から労作時息切れがあり，前日の夜には苦しくて眠れなくなり，当日予約外で外来受診.
内服薬：アムロジピン1回10 mg 1日1回，フロセミド1回40 mg 1日2回，オルメサルタン1回20 mg 1日1回
身体所見：身長164 cm，体重64 kg（1週間前は58 kg）
血圧160/90 mmHg，心拍数102回/分，SpO_2 88％（室内気 呼吸数24回/分）→O_2 3 Lで93％まで上昇
頸静脈怒張あり
心音：Ⅲ音聴取，肺湿性ラ音聴取，両下腿浮腫著明
胸部X線：両側胸水貯留，心拡大あり
心電図：洞調律心拍数100回/分，ST変化なし
生化学検査：血清アルブミン3.6 mg/dL，尿蛋白定量0.8 g/gCrで普段と変わりないが，血清Crは4.2 mg/dL（1週間前はCr 3.4 mg/dL）と悪化している．血清Na 139 mEq/L，K 4.5 mEq/L，BUN 38.1 mg/dL.

研修医「糖尿病性腎症のCKD患者さんが，むくみがひどくなり，体重も増えて，心不全症状を呈しているんだな．まずは，心エコーで心機能と下大静脈径（inferior vena cava：IVC）をチェックしよう．腎機能が悪化しているので，尿閉がないかどうかも腹部エコーでチェックしておこう」

症例のつづき

心エコー：明らかな壁運動低下なし（EF：50％程度），IVC：20 mm，呼吸性変動（＜50％）
腹部エコー：膀胱内に尿貯留を認めるが，水腎症なし

研修医「細胞外液量が過剰な状態だから，早速フロセミドを静注したい．でもどのくらい使えばいいのかな…」

この症例について，皆さんならどのようにアプローチするでしょうか？

2 ループ利尿薬

ループ利尿薬は，心不全や腎機能低下などの浮腫性疾患に対する標準治療薬として，揺るぎない地位を確立しています.

1) ループ利尿薬はどのように利尿作用を発揮するのでしょうか？

❶ ループ利尿薬が作用する過程

フロセミドをはじめとしたループ利尿薬は腸管で吸収され，血中でアルブミン（Alb）と結合した状態で腎臓に運ばれます．通常，アルブミンは糸球体で濾過されないため，ループ利尿薬も糸球体では濾過されず，輸出細動脈を経由して近位尿細管周囲の毛細血管側から尿細管上皮細胞に取り込まれます．その後，Albと離れてループ利尿薬単体で尿細管腔へ分泌され，原尿の流れに乗ってヘンレループ上行脚で$Na^+-K^+-2Cl^-$共輸送体（NKCC2）を阻害し，ナトリウム（Na）再吸収を抑制することで，利尿効果を発揮します．**重要なことは，この過程のどこが障害されても利尿薬は効きづらくなるということです（利尿薬抵抗性）．**

それでは，どのような因子がループ利尿薬の効果に影響を与えるのか整理していきましょう．

❷ ループ利尿薬の効果に影響する因子

① 経口投与か静脈投与か？

静脈投与の場合は，すみやかに（10～30分）血中濃度を高めることができますが，作用時間は2～3時間と短いです．一方，経口投与は静脈投与より消化管吸収に時間を要するためピークへの立ち上がりは遅いですが，作用時間は6時間と比較的長く，これが“last 6 hours”＝フロセミド（ラシックス®）とよばれるゆえんです．

心不全患者では，静脈圧上昇による腸管うっ血，腸管浮腫が随伴するため，経口利尿薬は内服後の血中濃度の立ち上がりが緩徐であり，かつ到達濃度が低いことが知られています．さらに心不全患者では，Na排泄が可能となる血液中利尿薬濃度〔Na利尿閾値（natriuretic threshold）〕が健常者と比較して高いため，すみやかな心不全症状の改善を得るための**初期投与方法は，経口投与よりも静注投与を選択すべき**といえます（図A）．

② ループ利尿薬の使用量は十分か？

利尿薬の効果を発揮させるためには“利尿薬を十分量使用している”ことが必要です．

利尿薬の使用量と利尿効果（Na排泄効果）との間には，重要な関係性があります．健常者および心不全・腎不全患者における血液中のループ利尿薬濃度と 尿中Na 排泄量との関係（用量－反応曲線）を図Bに示します．血液中のループ利尿薬濃度を徐々に上昇させたときに，はじめはNa排泄があまりみられませんが，ある閾値（**Na利尿閾値：natriuretic threshold**）を超えると，急激にNa排泄量が増加します．さらに利尿薬濃度を上昇させると，ある閾値（**天井閾値：ceiling threshold**）を超えたところから，それ以上Na排泄量が増えなくなります．すなわち，**ループ利尿薬は，ある一定以上の血中濃度（Na利尿閾値）に到達しない限り，利尿効果は現れません．しかし血中濃度が上がれば上がるほど利尿効果が増大し続けるわけではなく，ある一定以上の濃度（天井閾値）で利尿効果は頭打ちとなります**（図B）．

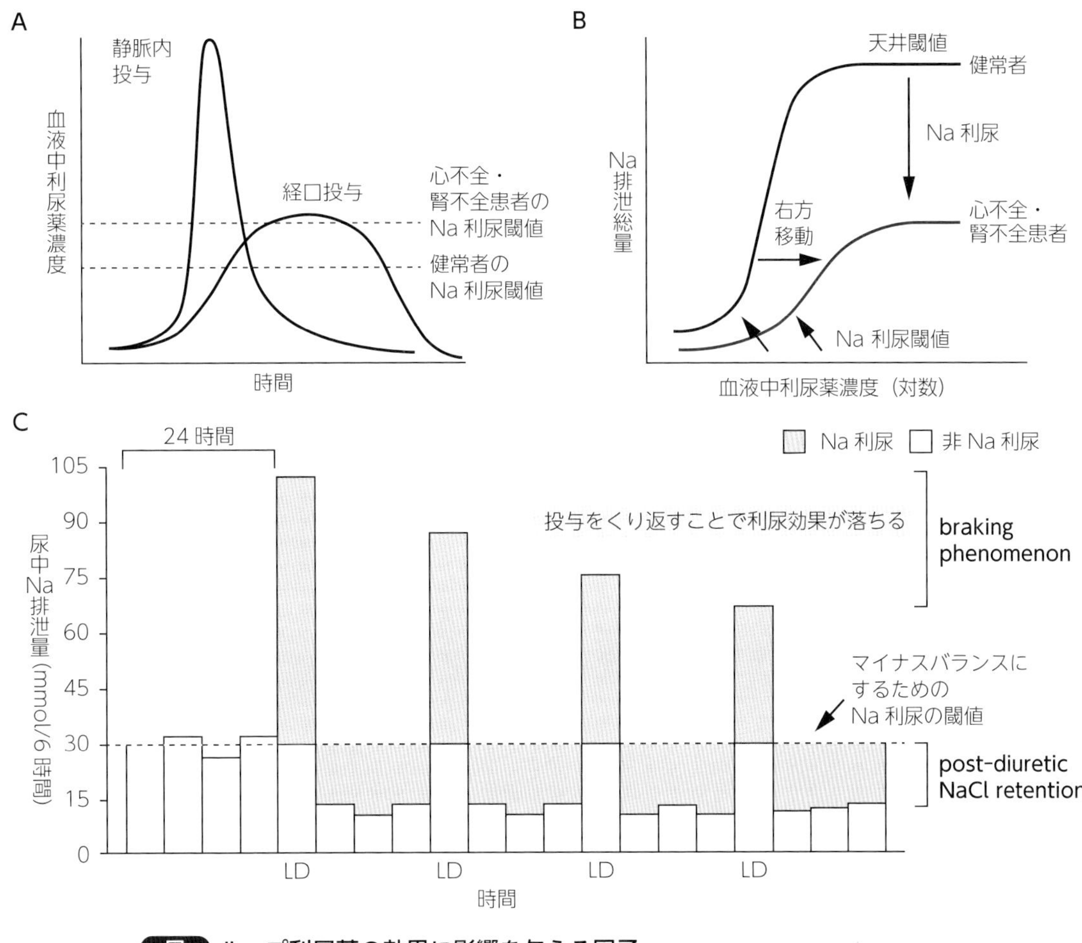

図　ループ利尿薬の効果に影響を与える因子

A）ループ利尿薬投与後の血液中濃度とNa利尿域値，B）ループ利尿薬の用量－反応曲線，
C）ループ利尿薬の薬剤抵抗性が生じるメカニズム．
LD：loop diuretic（ループ利尿薬）
文献1より引用．

2）心不全で，利尿薬の反応性は変わるのでしょうか？

心不全では，腎うっ血や有効循環血漿量減少に伴う腎臓血流低下によって，レニン・アンジオテンシン・アルドステロン系（renin–angiotensin–aldosterone system：RAAS）が亢進し，Naが近位尿細管や皮質集合管でどんどん再吸収されています（体のNa量は過剰であるにもかかわらず，さらにNaをため込もうとしてしまう状態）．

心不全患者にループ利尿薬を投与すると，利尿薬の投与直後は，Na排泄量は急激に増加しますが，ループ利尿薬の半減期は短いため，すぐに血中濃度が下がり，利尿効果を発現するためのNa利尿閾値（natriuretic threshold）を下回ってしまいます．血中濃度が下がると，ループ利尿薬自体のRAAS亢進（MEMO：ループ利尿薬がRAASを亢進させる理由）と利尿に伴うRAAS亢進により，近位尿細管や皮質集合管でのNa再吸収が高まり，Na排泄は低下します．つまり，**薬剤が作用を発揮している時間内だけは体液量が減少に向かい**

ますが，効果が消失した途端，逆にNa再吸収が活性化され体液貯留に傾いてしまうのです（post-diuretics NaCl retention，図C）．さらに，ループ利尿薬によってヘンレループ上行脚でのNa再吸収が落ちると，同部位よりも下流にある遠位尿細管（遠位曲尿細管と皮質集合管）に多くのNaが流れつきます（遠位曲尿細管はサイアザイド系利尿薬が作用する部位で，皮質集合管は高アルドステロン薬が作用する部位です）．その結果，遠位尿細管の肥大（nephron remodeling）が起こり，Na再吸収が亢進してNa排泄量が減少します．つまり，**ループ利尿薬を使い続けると，同じ量を使っているにもかかわらず，しだいにNa排泄効果が落ちてしまうのです**（braking phenomenon，図C）．

心不全患者に，post-diuretic NaCl retentionとbraking phenomenonが起こることにより，利尿薬が効きづらい状態，いわゆる“利尿薬抵抗性”の状態となります（図C）．

MEMO：ループ利尿薬がRAASを亢進させる理由

ヘンレループ上行脚のすぐ下流には緻密斑があります．ヘンレループ上行脚と緻密斑には，同じNa^+/Cl^-共輸送体が存在し，原尿の流れにのってくるCl^-が再吸収されます．再吸収されるCl^-の量が多いと，“尿が十分につくられている”と感知されますので，RAASは抑制されます．一方，GFRが低下すると緻密斑に運ばれるCl^-が減り，緻密斑でのCl^-再吸収が減り，“尿がつくられていない”と感知されますので，RAASが亢進します．

つまり，ループ利尿薬を使用すると，ヘンレループ上行脚のみならず，緻密斑でのCl^-再吸収が減りますので，腎臓では“尿がつくられていない”と感知されてしまうため，RAASが亢進します．そのため，ループ利尿薬はRAAS亢進の強力な刺激因子となるのです．

3）腎機能低下で，利尿薬の反応性は変わるのでしょうか？

腎機能低下時では（心不全やショック状態ではなく，循環動態が安定しているCKD患者），正常に機能するネフロンの数が少ないため，ループ利尿薬が効きづらくなります．もう少し詳しく説明すると，腎機能低下によりたまった尿毒症物質によって，近位尿細管での利尿薬分泌が阻害されます．また，原尿が少ないため，正常なネフロンのヘンレループ上行脚へ到達する利尿薬の量が減ってしまいます．つまり，腎機能が正常な場合と比較すると，同じ量の利尿薬を使用しても，機能しているネフロンに利尿薬が十分に行き届かず，効果が減弱するため，**最大利尿効果を得るためは，一回量を十分に増やす必要があります**（図B）．

4）心不全と腎機能低下が同時にみられたときに，どのように対応すればよいでしょうか？

初期に十分量の利尿薬を投与して天井量“ceiling dose”を達成し，かつNa利尿閾値を下回らないように頻回投与（1日2回から3回投与），あるいは持続投与を行うことが求められます．

表1のように，ループ利尿薬（フロセミド）の天井量は，各病態や腎機能に応じて推奨量が異なります．重要なポイントは，**腎機能が低下すると，天井量に達成させるために，より高用量の利尿薬が必要になることです．**

表1 ループ利尿薬（フロセミド）の天井量

		フロセミド（mg）	
		静注	経口
腎機能正常		40	80
腎機能障害	軽・中等度腎障害	120	240
	重度腎障害	200	400
	ネフローゼ	120	240
肝硬変		40～80	80～160
心不全		40～80	160～240

※経口量は，バイオアベイラビリティ（生物学的利用能）を50％と仮定した場合の量．
文献2をもとに作成．

5）実際にどのように治療を開始すればよいでしょうか？

初期投与量に関しては，**腎機能が正常な場合は10～20 mgをボーラス投与，腎機能低下がある場合は，血清クレアチニン値（mg/dL）×20 mgを目安にボーラス投与**を行うとよいといわれています．最大利尿効果は初回投与での反応（15～30分以内）でわかることが多く，初回投与で利尿効果（100 mL/時ペース以上）がみられなければ同量を追加投与しても効果が少ないため，利尿反応が不十分であれば1回投与量を倍々に増加させ，利尿効果の得られる1回投与量をすみやかに探すことが重要です．腎機能障害合併などで重度うっ血による症状が強く，**臨床的に待てないと判断した場合には，100～200 mgボーラス投与**を行い，利尿薬に反応するのかどうかを早急に判断するのも有用な手段だと考えられています．つまり，100～200 mgボーラス投与に反応がない場合には，腎代替療法（血液透析）を検討する必要があります．

利尿効果が十分に得られる投与量，すなわち天井量“ceiling dose”がみつかれば，同量を頻回投与（1日2回～3回），あるいは持続投与（下記投与例参照）**を行うことが効果的**と考えられています（例：80 mgボーラス投与で利尿効果十分なら1日量は160～240 mgに設定）．

【持続投与の投与例】
1）フロセミド（ラシックス®）40～200 mgボーラス投与（腎機能に応じて）
2）その後10～20 mg/時で投与
3）反応をみて40 mg/時まで増量
※ 最初にボーラス投与を行い，天井閾値まで血中濃度を上昇させることが重要．

ループ利尿薬の主な副作用として，低カリウム（K）血症，低カルシウム（Ca）血症，低マグネシウム（Mg）血症，高尿酸血症，代謝性アルカローシスなどがあげられます．また，聴力障害の報告もありますが，発現した患者の投与量をみると，1分間に10 mg/kgと，体重50 kgの人ならば1分間に500 mgという大量投与量であり，発症頻度は低いと考えられています．

6）利尿薬抵抗性となったときどんな原因が考えられるでしょうか？

症例のつづき

初期投与としてフロセミド（ラシックス®）60 mg静注後，持続5 mg/時（120 mg/日）投与を開始した．

尿量の反応性は良好で，体重は順調に減っていったが，4日目から徐々に尿量が減少し，とうとう6日目には体重が増加に転じてしまった．その時点で胸水は残存し，酸素も依然として必要な状態が続いている．収縮期血圧は140 mmHg，Cr値は横ばいだが，Kは3.4 mEq/Lと低下傾向．食事は塩分制限食を3割程度しか摂取できていない．

> 研修医 「ループ利尿薬を十分に使用しているにもかかわらず，反応が悪くなっている．何とかしたいけれど，次の一手をどうすればいいのだろう？」

本症例は，ループ利尿薬を十分に使用しているにもかかわらず，効果的な尿量が確保できなくなった，いわゆる「利尿薬抵抗性」の病態です．利尿薬抵抗性の原因を考えるときには，**腎臓より手前の問題なのか，腎臓内の問題なのか，腎臓内ならどの部位の問題なのか**を意識すると，対応策が明確になります（表2）．

本症例では，十分量のループ利尿薬を使用しており，循環動態の悪化はみられないにもかかわらず，尿量が減少してしまいました．**臨床状況からは，ループ利尿薬を使用中に遠**

表2 利尿薬抵抗性を示す病態と対応策

	機序	原因	対応策
腎臓より手前の問題	腎臓への利尿薬到達不足	腸管浮腫	静脈投与
		バイオアベイラビリティ	投与量増量・回数増
		投与不足（投与量・回数）	投与量増量・回数増
		有効循環血漿量減少	血行動態安定化 投与量増量・回数増
腎臓内の問題	近位尿細管での利尿薬分泌量減少	低アルブミン血症	投与量増量・回数増 Alb補充
		薬剤性（NSAIDs）	薬剤の中止
		有効循環血漿量減少 CKD	血行動態安定化 投与量増量・回数増
	近位尿細管でのNa再吸収亢進	有効循環血漿量減少による RAAS亢進	血行動態安定化 投与量増量・回数増
		塩分摂取過多	塩分制限
	遠位曲尿細管・皮質集合管でのNa再吸収亢進	利尿薬長期使用 post-diuretic NaCl retention braking phenomenon	投与量増量・回数増 サイアザイド系利尿薬 抗アルドステロン薬 アセタゾラミド
	集合管での水再吸収亢進	ADH亢進	バソプレシンV_2受容体拮抗薬

RAAS：renin–angiotensin–aldosterone system（レニン・アンジオテンシン・アルドステロン系），
CKD：chronic kidney disease（慢性腎臓病），ADH：antidiuretic hormone（抗利尿ホルモン）
文献3を参考に作成．

位尿細管でのNa再吸収亢進をきたしたことが，尿量減少の原因と考えられます（post-diuretic NaCl retentionとbraking phenomenon）.

7）ループ利尿薬使用中に抵抗性を示した場合，どのように対応すればよいでしょうか？

ループ利尿薬以外の利尿薬併用が効果的である場合があります．ループ利尿薬使用に伴って，遠位尿細管（遠位曲尿細管：サイアザイド系利尿薬が作用する部位，皮質集合管：抗アルドステロン薬が作用する部位）の肥大が起こり，Na再吸収が亢進していますので，サイアザイド系利尿薬や抗アルドステロン薬の投与が考慮されます．さらには，バソプレシンV_2受容体拮抗薬の併用もうっ血の徴候や症状を改善させる手段として効果が認められています．

それでは，「サイアザイド系利尿薬」について説明していきます．

3 サイアザイド系利尿薬

サイアザイド系利尿薬は遠位曲尿細管の管腔側Na^+/Cl^-共輸送体のCl^-結合部位に競合し，NaとClの再吸収を抑制することでNa利尿を引き起こします（p.1350「利尿薬のオーバービュー」参照）．

サイアザイド系利尿薬は，ループ利尿薬とは異なり作用時間が長いため，しばしば降圧利尿薬として用いられます（表3）．一方利尿効果はループ利尿薬と比較して弱く，腎機能が低下するとその作用が減弱するため，浮腫性疾患に対する第一選択薬ではありませんが，**ループ利尿薬を併用すると，利尿効果が高まることが報告されています．**

代表的な副作用としては，低ナトリウム血症，低カリウム血症，低マグネシウム血症，高尿酸血症，代謝性アルカローシスなどがあります．**特に重要な副作用として低ナトリウム血症や低カリウム血症をおさえておく必要があります．**サイアザイド系利尿薬は，腎でADH（antidiuretic hormone：抗利尿ホルモン）非依存性に自由水再吸収が亢進するといわれており，特に高齢の女性では低ナトリウム血症のリスクが高いため，定期的なフォローが必要です（p.1376「利尿薬を使用する際の注意点や気をつけたい副作用は？」参照）．また，**ループ利尿薬との併用では特に低カリウム血症の頻度が増す**ため，注意が必要です．副作用も含めたサイアザイド系利尿薬の有用性については，現時点でのエビデンスでは結論付けることは困難ですが，ループ利尿薬に抵抗性の症例での体液量減少の選択肢の1つ

表3 本邦で使用可能なサイアザイド系利尿薬の比較

一般名	商品名	経口時のバイオアベイラビリティ	作用発現までの時間	作用持続時間
トリクロルメチアジド	フルイトラン®	70％	～120分	24時間
インダパミド	ナトリックス®	90％	～120分	24時間

文献4，5を参考に作成．

として，腎機能と電解質に注意して使用を検討するのが妥当と考えられます．

症例の経過

本症例では，低カリウム血症に対して塩化カリウム製剤（KCL）を補充しながら，第6病日からトリクロルメチアジド（ナトリックス®）2 mg/日の併用を開始した．以後，尿量は増加し，体重も順調に減少し，10日目からは，ループ利尿薬の経口投与への切り替えを試みた．

4 バイオアベイラビリティを考慮したループ利尿薬投与

1）ループ利尿薬を静脈投与から経口投与に切り替えるときの注意点は？

ループ利尿薬を静脈投与から経口投与に切り替えるときには，**バイオアベイラビリティ（生物学的利用能）に注意することが重要です**．

2）経口投与と静脈投与の違い ～バイオアベイラビリティ（生物学的利用能）～

ループ利尿薬は，食事内容・胃内環境・消化管吸収の程度等により，バイオアベイラビリティが大きく影響を受けます．特にフロセミドのバイオアベイラビリティは10～100％（平均50％）であり，個々の患者さんでばらつきが大きいことがわかっています．実際にフロセミドを静注から経口に切り替えるときには，バイオアベイラビリティを50％と仮定して静注の2倍量を用いることが多いですが（例：静注40 mg→経口80 mgへ切り替え），その後の効果しだいで適宜増減が必要です．

表4に各利尿薬のバイオアベイラビリティと作用持続時間をまとめます．ループ利尿薬は，各薬剤間で作用時間の差はありますが，基本的にどの薬剤も薬理作用は同じであり，バイオアベイラビリティを考慮して十分量を投与すれば，どのループ利尿薬でも効果は同じと考えられています．

経口のループ利尿薬は，1日2回の服用を要することが多いですが，その理由は1日1回しか服用しない場合，フロセミドの効果の消失後にpost-diuretic NaCl retentionを起こしてしまい，尿中Na排泄が低下するためです（減塩食がしっかりできている場合は，1日1回の服用でもpost-diuretic NaCl retentionが防げる可能性はあります）．

表4 本邦で使用可能なループ利尿薬の比較

一般名	商品名	経口時のバイオアベイラビリティ	作用発現までの時間	作用持続時間
フロセミド	ラシックス®	10～100％（平均50％）	～60分	6～8時間
トラセミド	ルプラック®	90％	～60分	6～16時間
アゾセミド	ダイアート®	20％	～60分	9～12時間

文献4，5を参考に作成．

症例の経過

10日目にフロセミド（ラシックス®）静脈投与120 mg/日→フロセミド経口（朝120 mg・昼120 mg）＋トリクロルメチアジド（フルイトラン®）（朝2 mg）へ切り替えた．

尿量が確保され，体重が減少することを確認しながら，フロセミドを2日ごとに朝80 mg・昼80 mg→朝40 mg・昼40 mgへと減量し，最終的にはフロセミド経口（朝40 mg・昼40 mg）＋トリクロルメチアジド（朝2 mg）とした．

ご本人の話から，入院前には漬物やみそ汁をたくさん摂取していたことが判明し，食事指導で塩分制限の必要性を徹底した．腎機能はベースラインまで改善し，低ナトリウム血症や低カリウム血症などの電解質異常はみられず，退院とした．

おわりに

心不全および腎不全患者さんに対する，ループ利尿薬とサイアザイド系利尿薬の使用法の一例を紹介しました．天井量“ceiling dose”を意識した利尿薬の使用をマスターすること，そして利尿薬抵抗性を示した場合には原因を探り，適切に対応することが治療成功の鍵になると考えます．

文 献

1）Ellison DH & Felker GM：Diuretic Treatment in Heart Failure. N Engl J Med, 377：1964-1975, 2017（PMID：29141174）Erratum in：N Engl J Med, 378：492, 2018（PMID：29385375）

2）「極論で語る腎臓内科」（今井直彦/著，香坂 俊/監），丸善出版，2015

3）Jentzer JC, et al：Combination of loop diuretics with thiazide-type diuretics in heart failure. J Am Coll Cardiol, 56：1527-1534, 2010（PMID：21029871）

4）Ellison DH：Clinical Pharmacology in Diuretic Use. Clin J Am Soc Nephrol, 14：1248-1257, 2019（PMID：30936153）

5）Brater DC：Update in diuretic therapy：clinical pharmacology. Semin Nephrol, 31：483-494, 2011（PMID：22099505）

6）Ellison DH：Diuretic therapy and resistance in congestive heart failure. Cardiology, 96：132-143, 2001（PMID：11805380）

7）Wilcox CS, et al：Na+, K+, and BP homeostasis in man during furosemide：effects of prazosin and captopril. Kidney Int, 31：135-141, 1987（PMID：3550214）

8）Anisman SD, et al：How to prescribe loop diuretics in oedema. BMJ, 364：l359, 2019（PMID：30792231）

9）Hoorn EJ & Ellison DH：Diuretic Resistance. Am J Kidney Dis, 69：136-142, 2017（PMID：27814935）

10）Fliser D, et al：Coadministration of thiazides increases the efficacy of loop diuretics even in patients with advanced renal failure. Kidney Int, 46：482-488, 1994（PMID：7967362）

11）Filippone EJ, et al：Thiazide-Associated Hyponatremia：Clinical Manifestations and Pathophysiology. Am J Kidney Dis, 75：256-264, 2020（PMID：31606239）

Profile

山口 真（Makoto Yamaguchi）

愛知医科大学 腎臓・リウマチ膠原病内科

当院では，腎臓領域のみならずリウマチ膠原病の分野まで幅広く内科臨床の研鑽を積むことができます．もしご興味がありましたら，是非一度見学にいらしてください．お待ちしています．

【基本編：利尿薬についての基礎的知識】

トルバプタンはどのようなときに使う？ 使うときの注意点は？

角　浩史，冨永直人

① 水利尿薬であるトルバプタンは，既存のナトリウム利尿薬に抵抗性の体液過剰に使用する
② 水分制限，塩分負荷のみでは管理できない低ナトリウム血症にトルバプタンを使用する
③ トルバプタン使用時は急激な血清ナトリウム濃度の上昇，肝機能障害に注意する

はじめに

ループ利尿薬やサイアザイド系利尿薬などのナトリウム利尿薬と比べると，バソプレシンV_2受容体拮抗薬であるトルバプタンは初期研修医や後期研修医にとって使いづらいという印象をもたれやすい水利尿薬です．トルバプタンの適応には心不全・肝硬変による体液過剰，常染色体優性多発性のう胞腎の進行抑制があり，2020年からは抗利尿ホルモン不適切分泌症候群（syndrome of inappropriate antidiuretic hormone secretion：SIADH）における低ナトリウム血症が追加されました．トルバプタンを使いづらくする要因として，適応疾患によって投与量が大きく異なることに加えて，副作用である急激な血清ナトリウム濃度の上昇およびそれに伴う浸透圧性脱髄症候群（osmotic demyelination syndrome：ODS）に対する不安や危惧，また肝機能を含めたモニタリングの煩雑さ（特にトルバプタン導入時）にあると考えます．本稿を通じてトルバプタンの実践的な使用方法を学び，臨床の現場で使えるようにしましょう．

症例

意識障害で救急搬送された40歳台の男性．血液検査で血清ナトリウム濃度113 mEq/Lと高度の低ナトリウム血症を認めた．精査の結果，肺小細胞癌（ステージⅣ）によるSIADHが低ナトリウム血症の原因であると診断した．高張食塩水の投与，水分制限，塩分負荷によって血清ナトリウム濃度は基準値まで改善し，退院となった．しかし，退院後は水分制限が十分に守れず，化学療法のため入院した際に低ナトリウム血症の再発を認めた．水分制限，塩分負荷によるQOL（quality of life）の低下，また今後も入退院をくり返すことが予想されたことから，患者本人と相談したうえで，トルバプタン3.75 mg/日を開始した[1]．

1 どのような症例にトルバプタンを使用するか

2021年6月現在，本邦におけるトルバプタン（サムスカ®）の適応疾患は「① ループ利尿薬等の他の利尿薬で効果不十分な心不全における体液貯留，② ループ利尿薬等の他の利尿薬で効果不十分な肝硬変における体液貯留，③ 腎容積がすでに増大しており，かつ，腎容積の増大速度が速い常染色体優性多発性のう胞腎の進行抑制，④ SIADHにおける低ナトリウム血症の改善」の4つがあります[2]．具体的な使い方は後述しますが，まずは**適応疾患によって保険上使用できるトルバプタンの規格が決まっている**ことを覚えてください（表）．

本稿では初期・後期研修医にとって日常診療で遭遇する頻度が高い，**心不全・肝硬変による体液貯留，SIADHにおける低ナトリウム血症**に対するトルバプタンの使用方法について説明したいと思います．

2 各疾患に対するトルバプタンの使用方法

1）急性心不全

急性心不全において体液貯留によるうっ血症状は，症状改善だけでなく院内死亡率の観点からもできるだけ早急に改善する必要があります[3]．一般的にはループ利尿薬であるフ

表 トルバプタンの適応疾患と保険上使用できる規格

	トルバプタン7.5 mg	トルバプタン15 mg	トルバプタン30 mg
心不全における体液貯留	○	○	－
肝硬変における体液貯留	○	－	－
SIADHにおける低ナトリウム血症	○	○	○
常染色体優性多発性のう胞腎	○	○	○

※保険上使用できる規格と最大用量は異なるので注意．
文献2より引用．

ロセミドが第一選択となりますが，フロセミドに対する利尿効果が弱い（＝ループ利尿薬抵抗性が強い）状況〔ループ利尿薬抵抗性については「臨床でよく使用する利尿薬（ループ利尿薬，サイアザイド系利尿薬）の基本」（p.1358）参照〕や，低ナトリウム血症や低カリウム血症などの副作用のためにフロセミドを増量しづらい状況ではトルバプタンがよい適応となります．これは，トルバプタンには電解質異常や腎機能低下をきたしにくく，血圧を維持しやすいというフロセミドにはない特徴があるためです．そのため，**特に低ナトリウム血症をきたしている心不全症例では，水利尿薬であるトルバプタンが血清ナトリウム濃度も改善させうる観点からも，使用しやすくなります．**

●実際の投与方法

ループ利尿薬，サイアザイド系利尿薬などのナトリウム利尿薬を使用しても体液貯留が持続している症例に対して，水利尿薬であるトルバプタンを使用します．以前は高用量のループ利尿薬を使用してからトルバプタンを併用開始することもありましたが，現在は早期からのトルバプタン併用が推奨されています．その理由として高用量・長期のループ利尿薬の使用は，腎機能低下やレニン・アンジオテンシン系の亢進をまねくだけでなく，トルバプタンの作用を減弱する（ループ利尿薬の使用で髄質の高浸透圧が保てなくなるため）可能性があるためです．腎機能が比較的保たれている患者さんに対しては，少量から開始し，治療反応性に応じて増量（最大用量 15 mg/日）していくという方が，安全かと思います．

【処方例】
トルバプタン（サムスカ®）1回7.5 mg　1日1回（朝食後）
※注意点：利尿薬に共通していえることですが，特別な理由がなければ夜間頻尿を避けるために，1日1回投与の場合は朝食後に処方しましょう

専門医のクリニカルパール

トルバプタンの反応性を予測するために，トルバプタンの投与前と投与4～6時間後に尿浸透圧を確認しましょう．「投与前の尿浸透圧が高く，投与後に尿浸透圧が十分下がる（＝トルバプタンの投与で自由水排泄が増加する）」症例はトルバプタンへの反応性がよいと考えられます．実際，重症心不全患者において，① 投与前早朝の尿浸透圧 352 mOsm/kg・H_2O 以上，② 投与4～6時間後の尿浸透圧の低下割合 26 %以上が，トルバプタンに対する良好な反応性の要因であったと報告されています[4)].

2）肝硬変

肝硬変に対する腹水治療は，従来ループ利尿薬とスピロノラクトンの併用療法が主体でした．しかし，これらのナトリウム利尿薬に抵抗性を示す症例が多く，結果的に高用量の利尿薬を使用することとなり，腎機能低下につながることをしばしば経験してきました．腹水を伴う肝硬変患者において急性腎障害は予後を悪化させる因子とされており[5)]，**肝硬**

変診療ガイドライン2020[6]でも腎機能を低下させないために早期からのトルバプタン併用開始が推奨されています.

●実際の投与方法

フロセミド20～40 mg/日，スピロノラクトン25～50 mg/日を内服しても治療抵抗性の腹水を認める場合，トルバプタン3.75 mg/日から開始します．前述したガイドライン[6]で，トルバプタンの有効性判定基準として「トルバプタン投与1週間で1.5 kg以上の体重減少が得られ，臨床症状（浮腫，呼吸困難，腹部膨満感）が改善したもの」が提案されています．開始後1週間はあけて，有効性を評価し，改善がみられなければ7.5 mg/日（最大用量）まで増量しましょう．

【処方例】
トルバプタン（サムスカ®）1回3.75 mg　1日1回（朝食後）

3）抗利尿ホルモン不適切分泌症候群（SIADH）

低ナトリウム血症に対する治療は，急性or慢性，症候性or無症候性によって異なります．急性/症候性の場合は高張食塩水などを使用し，慢性/無症候性の場合は飲水制限，十分な塩分摂取，タンパク質摂取（尿素負荷の代替案），ループ利尿薬などを用います．ただ，従来行われてきた，水分制限，塩分摂取およびループ利尿薬の投与などの有用性に関しては，エビデンスそのものは乏しいのが実情です．トルバプタンが低ナトリウム血症の治療の第一選択となることは多くはないですが，ランダム化比較試験を元にした唯一エビデンスを有す治療薬であり，**慢性/無症候性の場合で，前述した治療でも低ナトリウム血症が改善しない場合に，使用を検討すべきであると思います．**

ここがポイント

次の①～④がみられる場合〔① 高張尿（500 mOsm/kg・H_2O以上），② 尿中ナトリウム濃度＋カリウム濃度＞血清ナトリウム濃度，③ 24時間尿量1,500 mL未満，④ 1 L/日以下の水分制限を行っても24～48時間の血清ナトリウム濃度の上昇が2 mEq/L/日未満〕，水分制限のみでは低ナトリウム血症の改善が乏しいとされています[7]．また，低ナトリウム血症の背景に浮腫性疾患（心不全，肝硬変）がある場合は，一般的に塩分摂取は推奨されません．このような場合はトルバプタンの使用を検討しましょう．

●実際の投与方法

トルバプタンの開始用量は7.5 mg/日となります．通常，トルバプタンを開始すると1～2日以内に血清ナトリウム濃度の上昇を認めます．特に，心不全による低ナトリウム血症よりもSIADHによる低ナトリウム血症の方が改善速度は早いという報告がありますので[8]，この期間に血清ナトリウム濃度の改善がない場合は過補正に注意しながら慎重に増量します（最大用量60 mg/日）．

【処方例】
トルバプタン（サムスカ®）1回7.5mg　1日1回（朝食後）
※注意点：ODSのリスクが高い症例では3.75 mg/日など，より少量からの投与を検討してください

専門医のクリニカルパール

ODSは急激に血清ナトリウム濃度が上昇することで細胞内脱水をきたし，重篤な神経障害を呈したり死亡したりする可能性のある病態です．ODSのリスクファクターには，「非常に高度な低ナトリウム血症（特に血清ナトリウム濃度110 mEq/L未満），慢性の低ナトリウム血症（発症から2〜3日以上），アルコール依存症，低栄養，肝疾患，低カリウム血症，高齢，女性」などがあります[7]．トルバプタンの投与開始後2日間は，特に注意してください．

3 トルバプタン使用時の注意点

トルバプタンに限らず新規薬剤を開始する際には，副作用に注意する必要があります．特にトルバプタンの場合は副作用が出現しないかどうかを，**原則，入院下でモニタリングしなければなりません．**トルバプタンの有名な副作用に急激な血清ナトリウム濃度の上昇，および肝機能障害があります．ここでは，注意すべき副作用と実際のモニタリング方法を説明します．

1）急激な血清ナトリウム濃度の上昇

急激な血清ナトリウム濃度の上昇はトルバプタン導入時に問題となりやすいです．トルバプタン（サムスカ®）の添付文書にも「トルバプタン投与後，24時間以内に12 mEq/Lを超える血清ナトリウム濃度が上昇した場合の対応」が記載されています[2]．しかし，筆者は「ODSのリスクが高い場合は，8 mEq/Lを超えないように」という米国のリコメンデーションがあることからも[7]，**24時間で6〜8 mEq/L以内の上昇が安全だと考えています．**

トルバプタン開始後に軽度の高ナトリウム血症を経験することはありますが，臨床的に問題となるような重度の高ナトリウム血症に遭遇することは少ない印象です．なぜなら，高ナトリウム血症になりかけた場合，防御反応としての口渇が惹起され，飲水行動をとるからです．実際に過去の報告をみても，もともとの血清ナトリウム濃度が高い（142 mEq/L以上）場合やトルバプタンの開始用量が多い（15 mg/日以上）場合に高ナトリウム血症をきたすことがあるものの，頻度は稀であるとされています[9]．ただし，高齢者の場合，口渇を感じにくかったり十分な飲水ができなかったりと高ナトリウム血症をきたしやすいため注意が必要です．

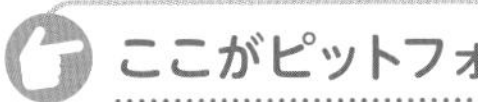

ここがピットフォール

心不全や肝硬変による体液過剰，低ナトリウム血症の治療中は水分制限をすることが多いですが，トルバプタン使用時は急激な血清ナトリウム濃度の上昇を避けるために，水分制限は原則中止としてください．

2）肝機能障害

肝硬変の患者に適応が通っているのに，肝機能障害に注意するというのは不思議な感じがしますね．これは，常染色体優性多発性のう胞腎に対するトルバプタンの有効性を検討した試験において，トルバプタン群がプラセボ群と比較して肝酵素が有意に上昇する（正常上限の2.5倍以上）という結果が出たためです[10]．ただし，このときに使用されたトルバプタンの量は60～120 mg/日と非常に高用量であったため，3.75 mg/日や7.5 mg/日のように少量から使用開始すれば大きな問題は起こりにくいです．

3）トルバプタンの導入（再開）方法

トルバプタンを導入（再開）するためには入院が必要です．血清ナトリウム濃度と肝機能のフォローの方法はそれぞれ異なりますが，いずれも導入後1週間は頻回な検査が必要となります（図1，2）．個人的にはここまで厳密にモニタリングしなくてもよいのではないかと思いますが，原則的には，この図の通りにモニタリングをするようにしましょう．

モニタリングの際は，血液検査（Na，K，Cl，BUN，Cr，尿酸，AST，ALT，T-Bilなど），尿検査（Na，K，Cl，浸透圧）に加えて，尿量・飲水量・体重・口渇の有無についても確認しましょう．

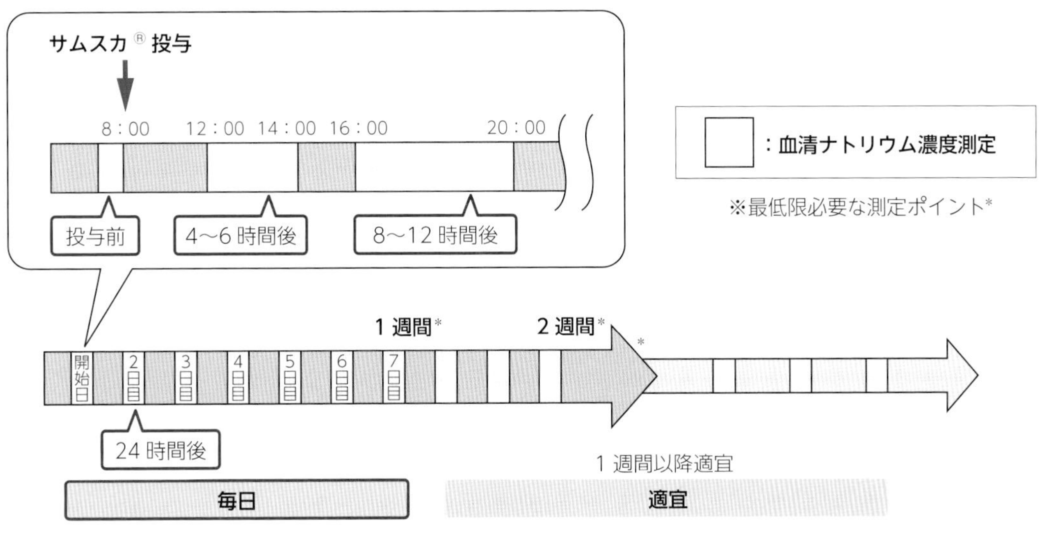

図1 血清ナトリウム濃度のモニタリング方法
文献11より引用，＊を追加・変更．
注意点：上図は心不全に対して使用する場合のモニタリング方法である．肝硬変に対して使用する場合は，投与開始4～8時間後，2日後，3～5日後に1回血清ナトリウム濃度を測定し，以降は適宜行う．

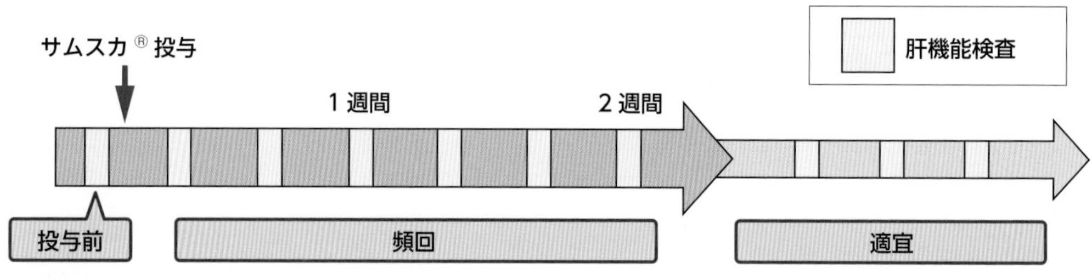

図2 肝機能のモニタリング方法
文献11より引用.

ここがポイント

トルバプタン導入後も定期的に副作用の出現に注意する必要があります．そのため，トルバプタンの投与量の多寡によらず，また検査値が安定していても，毎月血液検査をすることが望ましく，より安全です．

症例のつづき

トルバプタン開始後は水分制限や塩分負荷が不要となったため，患者さんのQOLも向上した．外来で血清ナトリウム濃度をみながらトルバプタンを3.75～7.5 mg/日の範囲で増減したところ，低ナトリウム血症による入院はきたさなくなった．トルバプタン開始後，9カ月めに肺癌の進行のため永眠された[1]．

おわりに

トルバプタンは実際に使用してみるとその有用性を実感することも少なくありません．2020年にSIADHによる低ナトリウム血症に対して適応が通ったことで，今後ますます使用機会が増えるのではないかと考えています．適応があればぜひトルバプタンの使用機会を増やして，徐々に慣れていってください．その際に本章が皆さんの診療の一助になれば幸いです．

文 献

1）Kai K, et al：Tolvaptan corrects hyponatremia and relieves the burden of fluid/dietary restriction and hospitalization in hyponatremic patients with terminal lung cancer: a report of two cases. CEN Case Rep, 8：112-118, 2019（PMID：30637666）

2）大塚製薬株式会社：サムスカ®添付文書

3）Matsue Y, et al：Time-to-Furosemide Treatment and Mortality in Patients Hospitalized With Acute Heart Failure. J Am Coll Cardiol, 69：3042-3051, 2017（PMID：28641794）

4）Imamura T, et al：Novel criteria of urine osmolality effectively predict response to tolvaptan in decompensated heart failure patients--association between non-responders and chronic kidney disease. Circ J, 77：397-404, 2013（PMID：23131721）

5）Tsien CD, et al：Acute kidney injury in decompensated cirrhosis. Gut, 62：131-137, 2013（PMID：22637695）

6）「肝硬変診療ガイドライン 2020 改訂第3版」（日本消化器病学会，日本肝臓学会/編），南江堂，2020

7）Verbalis JG, et al：Diagnosis, evaluation, and treatment of hyponatremia: expert panel recommendations. Am J Med, 126：S1-42, 2013（PMID：24074529）

8）Morris JH, et al：Rapidity of Correction of Hyponatremia Due to Syndrome of Inappropriate Secretion of Antidiuretic Hormone Following Tolvaptan. Am J Kidney Dis, 71：772-782, 2018（PMID：29478867）

9）Li T & Li GS：Hypernatremia induced by low-dose Tolvaptan in a Patient with refractory heart failure: A case report. Medicine（Baltimore）, 98：e16229, 2019（PMID：31277136）

10）Torres VE, et al：Tolvaptan in patients with autosomal dominant polycystic kidney disease. N Engl J Med, 367：2407-2418, 2012（PMID：23121377）

11）大塚製薬株式会社：サムスカ®を処方いただく前に．利尿ホルモン不適合分泌症候群（SIADH）における低ナトリウム血症（有馬 寛/監修）．2021
https://www.otsuka-elibrary.jp/pdf_viewer/?f=/product/di/sa/tekisei/file/sa_siadh_01.pdf

Profile

角　浩史（Hirofumi Sumi）
川崎市立多摩病院 腎臓・高血圧内科
未経験のことに挑戦するのは非常に勇気がいることです．私自身，研修医のときはあらゆることが初めてで緊張や不安ばかりであったことを今でも覚えています．貴重な研修医時代にたくさんの経験をすることが将来の自信につながるので，ぜひ頑張ってください．

冨永直人（Naoto Tominaga）
川崎市立多摩病院 腎臓・高血圧内科
今，日本に閉塞感というものが立ち込めていますが，その理由の1つとして，一人一人，将来の希望とか夢をもちづらい（あるいはもてない）環境があるのではないかと思っています．研修医の皆さんは，忖度する必要など全くないので，「自分の将来は自分で掴む！」という前向きな気持ちをもってもらえたらと思っています．他人の人生を歩むのではなく，自分の人生を歩んでほしいです．人生は一回きりなので．

【基本編：利尿薬についての基礎的知識】

利尿薬を使用する際の注意点や気をつけたい副作用は？

渡邉絢史，龍華章裕

①利尿薬を処方する前は，本当に利尿薬が必要なのかもう一度考える
②利尿薬を処方するときは，副作用を少なくするための工夫が必要である
③利尿薬を処方した後は，副作用を予想し適切にフォローを行う

はじめに

利尿薬は細胞外液量を少なくするために欠かせない薬ですが，使い方を間違えるとすぐに脱水になってしまったりと，さまざまな副作用が生じます．

浮腫の患者さんに対して利尿薬を処方する際に注意すべきことについて，利尿薬を処方する前と処方した後に注意することに分けて考えてみましょう．

症例

65歳男性．糖尿病性腎症で当院通院中．ここ1～2カ月，下腿浮腫が強くなってきたとのことで腎臓内科外来に受診．

バイタルサイン：血圧145/92 mmHg，脈拍65回/分，SpO_2 100％（室内気），呼吸回数19回/分，身長162 cm，体重65 kg，下腿伸側に圧痕性浮腫（pitting slow edema）を認める．

検査所見：血液検査：Na 140 mEq/L，K 5.0 mEq/L，Cl 108 mEq/L，Cre 2.5 mg/dL，BUN 30 mg/dL，尿酸6.0 mg/dL，HCO_3^- 20 mmol/L．尿検査：尿蛋白5.2 g/g・Cre．

1 利尿薬を処方する前に注意すること

このような浮腫の訴えで受診する患者さんは多くいますが，ここで利尿薬を処方する前の4つの注意点についてまず記載していきます．

1）不必要な利尿薬の処方を避ける

❶ 細胞外液量増多以外の浮腫の原因を考える

浮腫の患者さんを目の前にすると，どんな医師も利尿薬をすぐに処方してしまいそうになります．しかし，浮腫といっても原因はさまざまであり（**表1**），利尿薬が必要な浮腫性疾患はそのなかの一部にすぎません．利尿薬が必要なのは，**主に，心不全，ネフローゼ症候群などの腎疾患，肝硬変などの体液量増加を伴う疾患で，体液量の減量で症状の改善が望める場合**になります．例えば，蜂窩織炎や深部静脈血栓症も浮腫を起こしますが，治療はおのおの抗菌薬投与と抗凝固療法であり，利尿薬は使いません．最近，新規にCa拮抗薬を処方された高齢者の多くで，その後にループ利尿薬が処方されていると報告されましたが[2)]，これも多くの場合はCa拮抗薬の影響で生じた浮腫を利尿薬で解決しようとしていることが多く，本来はCa拮抗薬の中止を検討すべきです．薬剤性浮腫（Ca拮抗薬，NASIDs）が考えられる場合は，利尿薬の前に薬剤の中止や変更を検討します．

浮腫の治療については，レジデントノート2019年6月号「浮腫のマネージメント」（みんなで解決！ 病棟のギモン）[3)] で議論されていますので，ぜひ読んでみてください．

まずいったん立ち止まって本当に利尿薬が必要か考え，不必要な利尿薬の処方を避けることが重要です．

ここがピットフォール

Ca拮抗薬が原因の浮腫に利尿薬を処方していませんか？ 立ち止まって浮腫の原因を考えてみよう！

表1 浮腫の原因

毛細血管静水圧の上昇	【Na再吸収増加による細胞外液量の増加】 心不全，ネフローゼ症候群を含む腎不全，薬剤（Ca拮抗薬，NSAIDs，ステイドなど），肝硬変，妊娠 【静脈閉塞】 肝硬変，肝静脈閉塞，静脈血栓症
低アルブミン血症	【蛋白喪失】 ネフローゼ症候群，蛋白漏出性胃腸症 【蛋白合成減少】 肝硬変，低栄養
血管透過性の亢進	熱傷，外傷，炎症（感染症含む），アレルギー，糖尿病，悪性腫瘍
リンパ管閉塞， 間質膠質浸透圧上昇	甲状腺機能低下症，悪性腫瘍，リンパ節郭清

文献1を参考に作成．

❷ 塩分摂取量の指導を行う

利尿薬処方の前にまず現状で塩分制限をしているか確認してください．患者さんのなかには飲水が浮腫と大きく関係していると考えていて，塩分が浮腫の原因となっていると考えていない方もいます．

塩分制限と同時に利尿薬をはじめてしまうと，利尿薬が効きすぎて脱水が生じることもしばしばです．特に夏場は発汗も多いので注意が必要です．また，ループ利尿薬は効果が切れている間に，腎臓では過剰な塩分の再吸収が起こることが知られており（post-diuretic sodium retention），利尿薬は塩分制限をしていなければ十分な効果を得ることはできません．**まず塩分制限を行い，それでも細胞外液量の増多が改善しない場合に利尿薬の処方を考えましょう**（ただ，胸水貯留で酸素化が低下しているなど，緊急の対応が必要なときは話が別です）．

なお，入院中は過剰なNa投与を点滴投与で行っていないか確かめてください．特にNaを多く含有する点滴製剤は注意が必要です（**表2**）．利尿薬を処方する前に不必要な点滴を減らしましょう．細胞外液量が増多している患者さんに，必要以上の塩分負荷は注意が必要です．

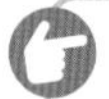

ここがポイント

- 塩分制限ができているかまず確認しよう！
- 入院の場合は不要な点滴が入っていないか確かめよう！

2）降圧薬や腎機能を悪化させる薬剤と同時に処方する際には注意する

浮腫を呈する患者さんは細胞外液が増加しているために血圧も高くなっていることが多く利尿薬と一緒に降圧薬を処方することがよくあります．しかし**利尿薬にも降圧作用があるため，過降圧になることがあります**．特にACE阻害薬（angiotensin converting enzyme inhibitor：アンジオテンシン変換酵素阻害薬）やARB（angiotensin Ⅱ receptor blocker：アンジオテンシンⅡ受容体遮断薬），ARNI（angiotensin receptor neprilysin inhibitor：アンジオテンシン受容体ネプリライシン阻害薬）と同時に処方すると，次の外来受診のときに腎機能が悪化していることがあります．血圧がやや低めの患者さんに処方するときには降圧薬を減量することも考えましょう．

表2 輸液製剤とNa含有量

輸液製剤	塩分含有量
生理食塩水	Na 154 mEq/L（500 mL製剤1本で塩分4.5g）
グリセオール®注	Na 154 mEq/L（500 mL製剤1本で塩分4.5 g／200 mL製剤1本で塩分1.8 g）
炭酸水素ナトリウム注射液	炭酸水素Na静注7％ Na：833.2 mEq/L 炭酸水素Na静注8.4％ Na：999.9 mEq/L

※製品ごとに情報を確認すること．

降圧薬以外では，**NSAIDsの併用に注意**してください．腰痛などでNSAIDsを内服している患者さんに利尿薬を処方する場合は，NSAIDs以外の鎮痛薬に変更する方が安全です（なお，NSAIDs自体も浮腫の原因になりますので，NSAIDs服用中に浮腫を呈した場合も，他剤変更で経過をみることが望ましいです．生理痛や片頭痛でNSAIDsを服用することが多々ある若い女性に多い印象があります）．

これらの併用に対して警鐘を鳴らしている施設はいくつかあり，例えば滋賀医科大学医学部附属病院糖尿病内分泌・腎臓内科と薬剤部では「STOP！ AKIキャンペーン」として，NSAIDs・利尿薬・ACE阻害薬/ARBの3剤内服に注意するよう呼びかけています[4]．

ここがポイント

利尿薬との併用で副作用がでやすい薬を覚えておく！

➡NSAIDs，ACE阻害薬/ARB，これからはARNIなど

3) 目標体重を設定する

浮腫や胸水等の状況を確認して，適正体重を予想する習慣をつけてください．体格によって異なりますが，下腿浮腫を生じている時点で2.5～3 L以上の細胞外液量増多が生じているといわれています．利尿薬を処方する際には下腿浮腫や胸水が消失した場合に体重が何kgになるか考えて処方することで過剰な利尿薬処方のリスクを減らすことができます．

入院中は目標体重だけでなく，体重減少のスピードにも注意します．具体的には**急性心不全など，命にかかわる場合を除いて1日500 gの減少を目安にしましょう**[5]．急激な細胞外液量の減量は腎機能障害のリスクを上昇させます．細胞外液量が増加している患者さんが入院した場合，心不全が疑われる状況でなければすぐに利尿薬を処方しなくても病院の食事（減塩食）で体重は減少していくことが多いです．焦って利尿薬を開始するとすぐに細胞外液量が減少してしまいます．

ここがポイント

・むくみがとれた適正体重をイメージして処方しよう！

・体重減少のスピードにも注意しよう！

4) 食事を食べることができないときにはスキップするように指導する

調子が悪く，食事を食べることができない場合，下痢・嘔吐のときには利尿薬を内服スキップするよう患者さんに伝えておくことが重要です．真面目な患者さんほど，調子が悪いときでも「先生に処方してもらった薬だから」といって，薬だけは内服しています．こういった場合，脱水が顕著化し腎機能が悪化することがあるので，利尿薬，ACE阻害薬，ARB，ARNI，糖尿病薬など，シックデイに休薬する薬剤はあらかじめ伝えておきましょう．

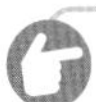
ここがポイント

・シックデイには休薬するように伝えておこう！

症例のつづき

胸部X線検査では胸水の貯留はなく，浮腫原因検索の検査では甲状腺機能や深部静脈血栓症は認めなかった．浮腫を引き起こす薬剤の内服もなく，糖尿病性腎症のネフローゼ症候群によって塩分排泄能低下が低下し，細胞外液量が増加したことで浮腫が起こったと考えた．

心不全の兆候も認めなかったことから，すぐに利尿薬を開始するのではなく，患者さんに「むくみは体に塩分が貯まっていることで起こっていること」を説明し，塩分制限の食事指導を行い経過をみる方針とした．

1カ月後のフォロー外来では，体重は65 kgから64.2 kgまで減少したが，下腿浮腫は残存しており，相談のうえ，少量のループ利尿薬を開始する方針とした．

ループ利尿薬を開始するときに，

① 家庭体重を血圧手帳に記載すること

② 食事が食べられなかったり，下痢や嘔吐があるときには内服を中止すること

を説明した．

2 利尿薬を処方した後に注意すること～利尿薬の副作用について

利尿薬を処方した後は，副作用を確認しなければなりません．どのような副作用に気をつければよいでしょうか．

1）ループ利尿薬，サイアザイド系利尿薬に共通する副作用について

ループ利尿薬，サイアザイド系利尿薬に共通する副作用，およびフォローすべき項目についてまとめました（表3）．これらの多くは処方開始後2～3週間までに起こることが多いといわれていますので，筆者は確認するようにしています．

フォローすべき項目は普段の一般採血項目に含まれているものがほとんどですが，血液ガス検査は意識しなければ忘れてしまうオーダーですので注意してください．ただし，血液ガス検査を忘れても，Na－Cl値を確認することで代用することができることは覚えて

表3 利尿薬の副作用とフォローすべき項目

主な副作用	フォローすべき項目
低ナトリウム血症	血清Na値
低カリウム血症	血清K値
代謝性アルカローシス	血液ガス検査，Na－Cl値 （>36で代謝性アルカローシスの合併の可能性）
細胞外液量減少/低血圧	体重の変化，血圧，脈拍，Cre，BUN
高尿酸血症	血清尿酸値

おくとよいでしょう．Na − Cl ＞ 36の場合は代謝性アルカローシスが合併している可能性があります（MEMO：Na − Cl値について）．

体重変化を確認するためには，利尿薬処方前の体重をカルテに記載しておく必要があります．利尿薬処方中の患者さんの体重は確認するようにしましょう．

ここがポイント

- **利尿薬処方前の体重は必ず確認しておく！**
- **血液ガス検査のオーダーを忘れずに，忘れた場合はNa-Clを確認！**

MEMO：Na − Cl値について

Na − Cl値を利用して，酸塩基平衡を予想する方法があります．

AG（アニオンギャップ）の式：AG ＝ Na − （HCO_3^- ＋ Cl）

移行して：Na − Cl ＝ HCO_3^- ＋ AG

正常ではHCO_3^- ＝ 24，AG ＝ 12なので［Na − Cl ＝ 36］となります．

以上より，Na − Cl ＞ 36となれば，HCO_3^- ＞ 24と考え，代謝性アルカローシスの可能性を考えます．逆に，Na − Cl ＜ 36となれば，HCO_3^- ＜ 24と考え，代謝性アシドーシスの可能性を考えます．

ただし，呼吸性の酸塩基平衡異常がない場合，AGが開大していない場合，Albが正常の場合に限りますので，血液ガス検査での酸塩基平衡状態の確認が重要です．

2）各利尿薬に特徴的な副作用について

ループ利尿薬，サイアザイド系利尿薬それぞれの，特徴的で覚えておいてほしい副作用について記載します．

❶ ループ利尿薬による聴覚障害

ループ利尿薬の副作用のなかに聴覚障害があります．ループ利尿薬が内耳Na-K-2Cl共輸送体（NKCC2）に作用することで発症します．ループ利尿薬の最大血中濃度が高いほど発症のリスクが大きく[6]，発症しても多くの症例は投与中止で改善します．入院中，フロセミド大量投与を行っている場合は耳鳴りや自閉感の症状にも気をつけましょう．

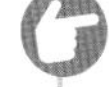

ここがポイント

入院中の患者さんに声かけをして，聞き返す頻度が高くなったら聴力障害を疑う！

❷ サイアザイド系利尿薬による低ナトリウム血症

サイアザイド系利尿薬による低ナトリウム血症は必ず覚えておかなければならない副作用です．発症頻度はフロセミドなどほかの利尿薬よりも高く，通常，利尿薬に伴う低ナトリウム血症は1〜2週以内に生じることが多いですが，サイアザイド系利尿薬内服による低ナトリウム血症はさらに長時間内服していても生じることがわかっています（ある報告では中央値1.75年[7]）．

サイアザイド系利尿薬がループ利尿薬よりも低ナトリウム血症を起こしやすい原因の1つとして，髄質浸透圧の対向流系が関係しています（MEMO：サイアザイド系利尿薬による低ナトリウム血症の発症機序）．

サイアザイド系利尿薬は降圧薬として使用されています．合剤などでは意識せずサイアザイド系利尿薬を処方していることもありますので，特に注意してください．

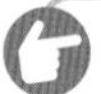

ここがポイント

サイアザイド系利尿薬による低ナトリウム血症はいつでも起こる！ 忘れたころにも起こる！

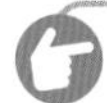

ここがピットフォール

サイアザイド系利尿薬は降圧薬のなかに紛れ込んでいることも多い！

MEMO：サイアザイド系利尿薬による低ナトリウム血症の発症機序

水の再吸収には髄質の高浸透圧が重要な役割を担っています．腎臓は，集合管内の尿浸透圧と髄質の高浸透圧の浸透圧勾配の差を利用して，尿から自由水の再吸収を行い，尿を濃縮しています．また，髄質の高浸透圧は，髄質にあるNa-K-2Cl共輸送体（NKCC2）からのNaCl再吸収と髄質内層からの尿素再吸収で形成されています．ループ利尿薬は髄質にあるNKCC2を阻害し，NaClの再吸収を抑制することで髄質浸透圧を低下させます．そのため集合管からの自由水の再吸収量が低下し，尿からの自由水排出量を増やします．

一方で，サイアザイド系利尿薬は皮質にあるNa-Cl共輸送体を阻害するため，この作用がなく，ループ利尿薬と比較して集合管での自由水の再吸収は低下しません（図）[8]．

このような機序から，サイアザイド系利尿薬の方がループ利尿薬より低ナトリウム血症が多く発症するといわれています（サイアザイド系利尿薬が低ナトリウム血症を発症する機序に関しては諸説あります）．

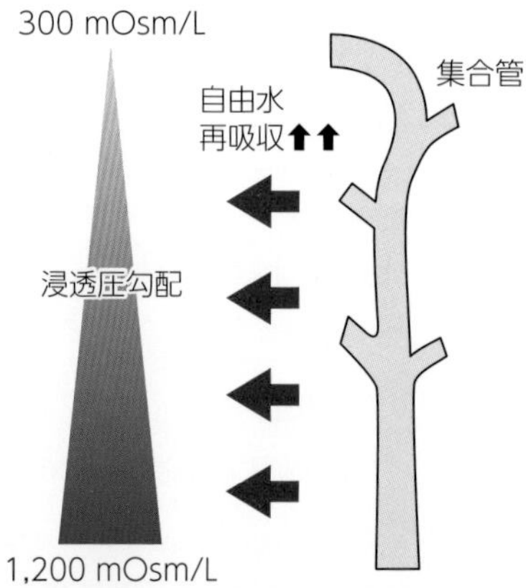

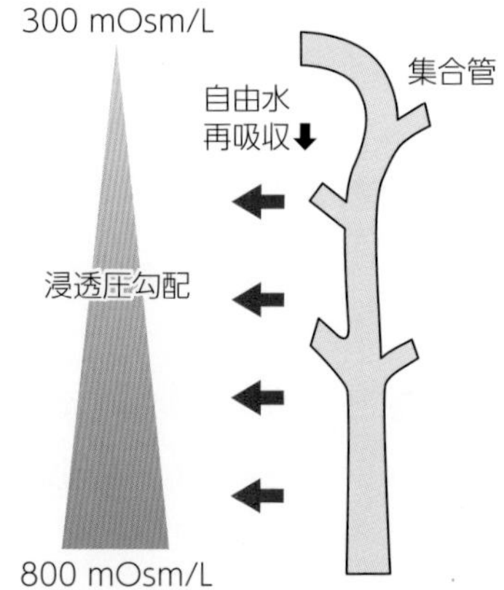

図 利尿薬と髄質浸透圧の変化
文献8を参考に作成.

症例の経過

【利尿薬処方後２週間後の外来にて】
バイタルサイン：血圧130/80 mmHg，脈拍70回/分，SpO_2 100％（室内気），呼吸回数19回/分，身長162 cm，病院での測定体重62 kg，下腿伸側に浮腫は認めない．
検査所見：血液検査：Na 140 mEq/L，K 4.5 mEq/L，Cl 105 mEq/L，Cre 2.5 mg/dL，BUN 33 mg/dL，尿酸7.5 mg/dL．血液ガスHCO_3^- 23 mmol/L．
家庭体重：61～62 kg．

低ナトリウム血症は認めず，血清カリウム濃度は低下していたが適正範囲であった．腎不全が原因と思われる代謝性アシドーシスによるアシデミアは利尿薬内服に伴い改善していた．血圧も収縮期血圧130 mmHg台まで低下していた．

血圧手帳に体重の記載をしていただいているが，体重は61～62 kgであり，想定していた適正体重に近い体重となっていた．浮腫は消失しており，大きな副作用も認めなかったため，その後は慢性腎不全の管理を含めて１カ月ごとに来院いただく方針とした．

おわりに

本稿を参考にして，不要な利尿薬投与を避け，利尿薬を処方する場合も副作用に注意する習慣をつけましょう．

文 献

1）Sterns RH：Pathophysiology and etiology of edema in adults. UpToDate, 2020

2）Savage RD, et al：Evaluation of a Common Prescribing Cascade of Calcium Channel Blockers and Diuretics in Older Adults With Hypertension. JAMA Intern Med, 180：643-651, 2020（PMID：32091538）

3）安田　格：浮腫のマネージメント（連載：みんなで解決！病棟のギモン）．レジデントノート，21：705-712，2019

4）滋賀県下における慢性腎臓病（CKD）への取り組み：STOP！ AKIキャンペーン 医療従事者のみなさんへ
http://www.shiga-jin.com/news/2377364.html
↑滋賀医科大学医学部附属病院糖尿病内分泌・腎臓内科，薬剤部による「STOP! AKIキャンペーン」についてのページ．

5）柴垣有吾：利尿薬を正しく使いこなそう 腎疾患における処方の基本．第55回日本腎臓学会学術総会モーニングセミナー，2012
https://www.marianna-kidney.com/wp/wp-content/uploads/2019/06/2012603.pdf
↑資料がインターネット公開されており一読をお勧めします．副作用だけでなく，使い方もまとまっています．

6）Dormans TP, et al：Diuretic efficacy of high dose furosemide in severe heart failure：bolus injection versus continuous infusion. J Am Coll Cardiol, 28：376-382, 1996（PMID：8800113）

7）Leung AA, et al：Risk of thiazide-induced hyponatremia in patients with hypertension. Am J Med, 124：1064-1072, 2011（PMID：22017784）

8）Verbrugge FH, et al：Hyponatremia in acute decompensated heart failure: depletion versus dilution. J Am Coll Cardiol, 65：480-492, 2015（PMID：25660927）

Profile

渡邉絢史（Kenshi Watanabe）

名古屋大学大学院医学系研究科 病態内科学講座 腎臓内科学
どのような形でもよいので医学に貢献することが夢であり，臨床の分野では目の前の患者さんに全力でかかわっていくことが自分の役割だと思っています．今までも，現在も，これからも，目の前の仕事，やるべきことをこなしていき，後悔のないように生きていきたいです．

龍華章裕（Akihiro Ryuge）

名古屋大学大学院医学系研究科 病態内科学講座 腎臓内科学
詳細はp.1349参照.

【実践編：臨床で利尿薬をどう使う?】

救急医が利尿薬を使う局面とは

坂本　壮

①“尿が出ないから利尿薬”はNG！ 原因を意識した対応をしよう！

②利尿薬，それ自身が原因で心不全となり得ることを意識しよう！

はじめに

救急外来で利尿薬を使用するのはいつでしょうか．多くの研修医の先生が思いつくのが，呼吸困難や下腿浮腫を主訴に来院する“うっ血性心不全”症例でしょう．うっ血性心不全の診断が確実なものであれば早期の利尿薬投与が望ましく，予後の改善につながります[1)]が，現実には肺炎など他疾患との鑑別，心不全の原因に悩まされることも少なくありません．下腿浮腫を認めるからといって心不全とは限らず，浮腫のみを理由に利尿薬を投与しては状態が悪化することさえあります．

本稿では，救急外来で利尿薬の使用が思い浮かぶ代表的な局面を例に，「ラシックス® 20 mg ivで」と声高らかに叫びたくなるその前に，必ず確認すべきこと・やるべきこと・実際に現場で研修医の先生が悩むであろうことを中心に述べたいと思います．

1 利尿薬投与前に必ず確認すべきこと

救急外来では症状に対する処置を急ぐ患者さんが多く，確定診断できないままにアクションをとる必要があることが少なくありません．心不全にかかわらず利尿薬が必要な病態では必ず確認すべきこと，そして利尿薬投与前にやるべきことが存在します．

1）尿量が少ないのは腎前性の要素があるのではないか？

原因が脱水や低心拍出量による腎前性の場合には，尿量が低下しているのは至極真っ当な反応であって，利尿薬使用によって無理に尿量を増やそうとするのはよろしくありません．この場合行うべきは細胞外液の投与であって，利尿薬の投与は状態の悪化につながります．無い袖は振れないのです．

2）下肢の浮腫は心不全によるものか？

下腿の浮腫を認めると心不全を考えがちですが，必ずしもそうとは限りません．片側性の場合には皮膚軟部組織感染症（蜂窩織炎など）や深部静脈血栓症（deep venous thrombosis：DVT），リンパ浮腫，ベーカー嚢胞の破裂など，両側性の場合には心不全以外に低栄養やうっ滞性静脈炎，そして忘れてはいけない薬剤性の可能性も考える必要があります．

3）低カリウム血症はないか？

典型的な心不全症例では，慢性腎臓病や代謝性アシドーシスの影響から高カリウム血症に傾くことが多いですが，薬剤や摂食障害による場合には低カリウム血症であることもあります．利尿薬を投与する局面では可能な限り早期の投与を心がける必要がありますが，1分1秒を争うわけではないため血液ガス，心電図は確認する癖をもつとよいでしょう．

2 心不全？ って思ったときのリアルな対応 〜心不全か肺炎か，それともどっちもか？ それが問題だ！

症例1

82歳男性．数時間前からの呼吸困難を主訴に救急外来を受診した．身体所見上，両下腿の浮腫を認めている．

意識 清明，血圧178/144 mmHg，脈拍98回/分，呼吸25回/分，SpO_2 91％，体温35.9℃．

1）呼吸困難患者のHi-Phy-Vi

救急外来で高齢者が呼吸困難を主訴に来院したらどのような疾患を念頭に初療にあたるでしょうか．頻度が高いのは心不全（急性心不全，または慢性心不全の急性増悪），COPD（chronic obstructive pulmonary disease：慢性閉塞性肺疾患）急性増悪，肺塞栓症，肺炎です[2]．このうち，救急外来で心不全との鑑別に悩むのは圧倒的に肺炎ですよね．

❶ 心不全 vs COPD急性増悪

COPDとの鑑別は患者さんの姿勢や身体所見（COPDでは気管短縮，呼吸補助筋の発達などを認める）でおおよそ判断可能です．心不全患者では前屈位となると腹圧が上昇することによって静脈還流量が増加し息苦しくなるため，ストレッチャの背もたれにどかっと

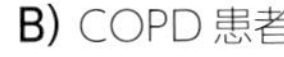
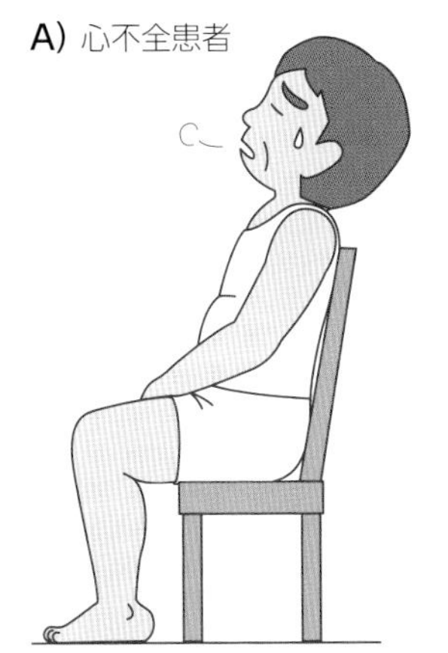

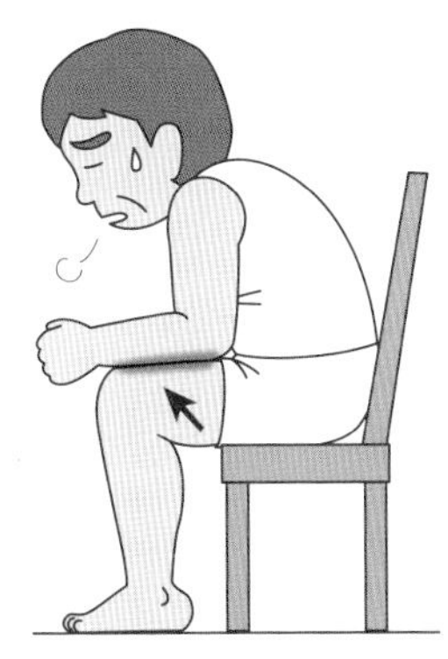

図 心不全患者とCOPD患者の呼吸時姿勢
A）心不全患者，B）COPD患者（Dahl徴候）.

寄りかかるようにして座るのを好むのが一般的です（**図A**）．それに対してCOPD患者は横隔膜平坦化を改善させようと前屈位をむしろ好みます（**図B**）．これらはそれぞれbendopnea（前屈呼吸苦）※，Daha徴候として有名ですね．

COPD患者では気胸にも注意です．胸部X線を撮影すれば見逃すことはありませんが，心不全だろうと画像評価を怠りNPPVを装着すると，病状は悪化しかねないので気をつけましょう（図）．

※bendopnea（前屈呼吸苦）：前傾姿勢になり30秒以内に息切れの症状が出現すること[3]．

❷ 心不全 vs 肺塞栓症

肺塞栓症との鑑別もそれほど難しくなく，聴診や胸部のX線画像所見が異なります．また，詳細な所見の評価は誌面の都合上割愛しますが，心エコーが威力を発揮し，右心負荷所見を伴う肺塞栓症であればその場で判断できるでしょう．下肢の腫脹も左右差を認める場合にはDVTを積極的に考えエコーを当てたくなりますよね．

❸ 心不全 vs 肺炎

それでは最も悩むこの両者の実践的な鑑別を考えていきましょう．検査所見も有用ですが，やはり重要なのが病歴（History），身体所見（Physical），バイタルサイン（Vital signs）です．Hi-Phy-Vi（ハイファイバイ）を評価しなければ検査の結果の解釈を誤ります．

① History：病歴

発症様式が重要です．心不全のうち，腎機能障害患者など体液が貯留しやすい患者さんでは，1週間程度前から徐々に体重増加を認め，日に日に症状の増悪を認め来院します．典型的には労作時呼吸困難を認め，その後安静時にも症状が改善しなくなり，下腿浮腫を伴います．発作性夜間呼吸困難は典型的ですね．また，排尿・排便後などに後負荷が上昇し心不全症状を急性に認め来院することもあります．クリニカルシナリオ（clinical scenario：CS，**表1**）[4, 5]では，前者がCS2，後者がCS1に該当することが多いですね．CSは収縮期

表1 急性心不全に対する初期対応におけるCS分類[5)]

分類	主病態	収縮期血圧	病態生理
CS1	肺水腫	＞140 mmHg	・充満圧上昇による急性発症 ・血管性要因が関与 ・全身性浮腫は軽度 ・体液量が正常または低下している場合もある
CS2	全身性浮腫	100～140 mmHg	・慢性の充満圧／静脈圧／肺動脈圧上昇による緩徐な発症 ・臓器障害／腎・肝障害／貧血／低アルブミン血症 ・肺水腫は軽度
CS3	低灌流	＜100 mmHg	・発症様式は急性あるいは緩徐 ・全身性浮腫／肺水腫は軽度 ・低血圧／ショックの有無により2つの病型あり
CS4	急性冠症候群	−	・急性心不全の症状・徴候 ・トロポニン単独の上昇ではCS4に分類しない
CS5	右心機能不全	−	・発症様式は急性あるいは緩徐 ・肺水腫なし ・右室機能障害 ・全身性静脈うっ血徴候

血圧での大雑把な分類であり，これのみで病態を判断するのは危険ですが，おおよそのイメージをもっておくことは重要ですので頭にいれておきましょう．そして，忘れてはいけないのが虚血に伴う心不全（CS4）ですので**急性冠症候群の可能性は常に意識**しておきましょう．

それに対して肺炎はどのような病歴が典型的でしょうか．**突然発症することはまずありません．**下気道症状，発熱を認め，数日の経過で呼吸困難を伴い来院します．当日の朝まで普段通りであった患者さんが，突如呼吸困難をきたしたら，それは心不全ないし肺塞栓症でしょう（アナフィラキシーもですが病歴でわかりますね）．

② Physical：身体所見

肺炎は発熱や食欲低下から血管内は減少傾向にあるのに対して，心不全はうっ血所見を認めます．すなわち**頸静脈が怒張していれば心不全らしく，ペシャンコであれば肺炎らしい**というわけです．初期研修医の誤りがちな点として，下大静脈径のみをもって判断しがちですが，それはNGです．下大静脈径は経時的な変化には有用と思いますが，点の観察ではなんともいえません．パンパンに張っている場合やペシャンコの場合には，それぞれ心不全，肺炎らしくはなりますが，頻脈の影響や，個人差もあり注意が必要です．

そのほか，急性心不全の臨床所見は**表2**のとおりです．

③ Vital signs：バイタルサイン

心不全らしいバイタルサインとして絶対的なものはありませんが，脈圧が低下している場合には心収縮力が落ちていることを示唆します[6)]．128/110 mmHgなどの血圧をみたら，「心機能が低下しているかも？」と思いエコーを当ててみるとよいでしょう（まずは測定のエラーということが多いので再検した方がいいですけどね）．それに対して肺炎は，敗血症

表2 急性心不全の臨床所見とその割合

身体所見	%
発作性夜間呼吸困難	53.0
起坐呼吸	63.3
水泡音（coarse crackles）	71.2
Ⅲ音	36.1
頸静脈怒張	52.9
末梢浮腫	66.9
四肢冷感	23.0
左室駆出率（40％以下）	53.4
心房細動	36.0

文献7より一部を抜粋して引用．

表3 心不全の増悪因子：FAILURE

増悪因子	説明
F：forgot meds	アドヒアランス不良（怠薬・通院・体重測定）
A：arrhythmia/afterload/anemia	頻脈性・徐脈性／後負荷／貧血
I：ischemia/infection	虚血／感染症
L：lifestyle	生活習慣（塩分過剰摂取，アルコール，薬物など）
U：upregulation	内分泌・代謝障害
R：regurgitation	大動脈弁逆流症・僧帽弁逆流症
E：embolization	肺塞栓症

文献8より作成．

など重篤な病態となると，一般的には脈圧は開大します．これも絶対的なものではなく，大動脈弁閉鎖不全症の影響もあるかもしれないため，総合的な判断が必要であることは言うまでもありません．

検査は胸部X線やCTも有用ですが，喀痰のグラム染色もぜひ行いたいところです．

2）原因検索を怠るな！

心不全の原因としてFAILURE（**表3**）という語呂合わせが有名です．**なぜ心不全に陥ったのかは必ず確認**するようにしましょう．虚血は必ず除外するとして，そのほか，救急外来で頻度が高いのは感染症でしょう．つまり，**心不全の存在は“肺炎ではない”ということを示すのではなく，両者は合併しうる**ということを意識しておく必要があります．「細菌性肺炎を契機とした心不全」「心不全で具合が悪くなり誤嚥性肺炎」よく経験しますよね．数日前から発熱を認め，その後酸素化低下，肺炎らしいと思いながらも心機能の低下を認め下腿浮腫など心不全を示唆する所見を認める，このような場合には，冒頭の原則通り腎前性の要素がないと判断するのであれば，利尿薬の投与を行い反応をみるとよいでしょう．

表4 ビタミンB1欠乏のリスク ～アルコール以外の原因も忘れずに～

・アルコール依存症 ・低栄養 ・神経性食思不振症 ・妊娠悪阻 ・長期の経静脈栄養 ・透析／腎機能障害	・消化管の手術 ・利尿薬使用 ・悪性腫瘍 ・移植 ・HIV感染症 ・そのほか

●ビタミンB1欠乏も念頭に！

もう1つぜひ覚えておいてもらいたいのが**ビタミンB1欠乏に伴う脚気心**です．高心拍出性心不全として有名ですが，原因は何でしょうか？「どうせアル中でしょ」なんて決めつけてはいけません．アルコール以外にも**表4**のとおり複数の原因があり，本稿のテーマである利尿薬もまた原因の1つなのです．

ビタミンB1は水溶性ビタミンですから，利尿薬によって排泄が亢進し，それによる脚気心は起こり得ます[9]．心不全に対する治療としてよかれと思って投与した利尿薬がまさかの原因では困りますよね．高齢者，特にフレイルの患者さんでは特に注意しておきましょう．「食事を普段通り食べている」と患者さんや家族が言っていても，実際に食べているものを聞くと非常に量が少ないことは珍しくありません．心不全の既往のある患者さんが再度心不全を引き起こすと，どうしても怠薬や塩分制限が不十分であることを考えがちですが，むしろその逆で制限しすぎて（もしくは食べられず），薬はきちんと内服していたがゆえに起こり得る心不全があるのです．お忘れなく！

3 高カリウム血症？ って思ったときのリアルな対応

症例2

77歳男性．来院前日から倦怠感を自覚し自宅で安静にしていた．来院当日の朝食中に嘔吐を認め，反応もやや悪かったため，同居している息子さんとともに救急外来を受診した．

意識1/JCS，血圧102/85 mmHg，脈拍53回/分，呼吸22回/分，SpO_2 94％，体温36.0℃．

●高カリウム血症に対する初動

症例2をみて，高カリウム血症が鑑別にあがったでしょうか．倦怠感，脱力，めまい，食欲低下など，はっきりしない症状で来院することが多いことから，意識しておかなければ初動が遅れてしまう病態です．一般的に**腎機能障害患者が陥りやすく，慢性腎臓病などの基礎疾患がある患者さんで症状の原因がはっきりしない場合には鑑別にあげ対応する**ことが必要となります．高齢者では「腎臓が悪いといわれたことはありませんか？」など意識して問診を行う，お薬手帳で腎臓に影響しそうな薬を内服していないかを確認するなど

表5 高カリウム血症の治療

種類	発現時間	持続時間	機序
① カルシウム製剤	1～3分	1時間	心筋の膜の安定化
② GI療法	15～30分	4~6時間	Kの細胞内へのシフト
③ 炭酸水素ナトリウム	15～30分	数時間	Kの細胞内へのシフト
④ β_2受容体刺激薬	15～30分	2～4時間	Kの細胞内へのシフト
⑤ 利尿薬（フロセミド）	1～2時間	6時間	Kの尿中への排泄
⑥ 陽イオン交換樹脂	1～2時間	4～6時間	Kの便中への排泄
⑦ 血液透析	開始後すぐ	長時間持続	Kの体外への排泄

GI療法：グルコース・インスリン療法

は癖づけておきましょう．

疑うことができれば血液ガス，心電図で実際の数値や治療介入の必要性を瞬時にチェックしタイミングを逃すことなく介入します．

高カリウム血症に対する治療は主に7つ（**表5**）存在しますが，そのなかでまず行うべきは，① カルシウム製剤（カルチコール®）の投与，② グルコース・インスリン療法（GI療法）です．利尿薬はカリウムを体外に出す治療として効果的ですが，この場合にも冒頭の原則を守る必要があります．腎後性腎障害に伴うものであれば，まずは尿バルーンを挿入することが必要です．腎前性であれば細胞外液投与です．もう説明は不要ですよね．透析患者で普段から無尿の患者さんであれば，①，②で時間を稼ぎ，利尿薬投与ではなくすみやかに透析の準備を進める必要があります．

おわりに

本邦から近年報告された日本版敗血症ガイドライン2020には，「敗血症性AKIの予防・治療目的にフロセミドの投与を行うか？」というクリニカルクエスチョンがあります．本稿を読んだ先生方なら，これが推奨されることはないだろうと想像がつくでしょう．利尿薬は敗血症診療の体液管理にしばしば利用されますが，救急外来という患者さんが病初期に訪れる状況で使うことは原則としてありません．普段から内服している場合であっても，体液過剰が認められない限りは使用しないでしょう．

利尿薬は即効性もあり，非常に投与しやすい薬剤ですが，静注する前に必ず評価すべきことがあることがご理解いただけたでしょうか．当たり前のことと思うかもしれませんが，混沌とした救急外来ではとりあえず静注としがちです．常に意識し対応することを心がけてください．

文 献

1）Matsue Y, et al：Time-to-Furosemide Treatment and Mortality in Patients Hospitalized With Acute Heart Failure. J Am Coll Cardiol, 69：3042-3051, 2017（PMID：28641794）

2）Ray P, et al：Acute respiratory failure in the elderly：etiology, emergency diagnosis and prognosis. Crit Care, 10：R82, 2006（PMID：16723034）

3）Thibodeau JT, et al：Characterization of a novel symptom of advanced heart failure：bendopnea. JACC Heart Fail, 2：24-31, 2014（PMID：24622115）

4）日本循環器学会，日本心不全学会：急性・慢性心不全診療ガイドライン（2017年改訂版）．2018
https://www.j-circ.or.jp/old/guideline/pdf/JCS2017_tsutsui_h.pdf

5）Mebazaa A, et al：Practical recommendations for prehospital and early in-hospital management of patients presenting with acute heart failure syndromes. Crit Care Med, 36：S129-S139, 2008（PMID：18158472）

6）Stevenson LW & Perloff JK：The limited reliability of physical signs for estimating hemodynamics in chronic heart failure. JAMA, 261：884-888, 1989（PMID：2913385）

7）Sato N, et al：Clinical features and outcome in hospitalized heart failure in Japan（from the ATTEND Registry）. Circ J, 77：944-951, 2013（PMID：23502987）

8）「Saint-Frances Guide to Inpatient Medicine」（Saint S, et al）, Lippincott Williams & Wilkins, 2003

9）Seligmann H, et al：Thiamine deficiency in patients with congestive heart failure receiving long-term furosemide therapy：a pilot study. Am J Med, 91：151-155, 1991（PMID：1867241）

Profile

坂本　壮（So Sakamoto）

総合病院国保旭中央病院 救急救命科

コロナに負けじと趣味を楽しみながら初期研修医とともに救急外来診療，教育を行っています．なんか迷ったり相談があればなんなりとどうぞ（sounet2@gmail.com）．『救急外来ドリル』（羊土社，p.1435参照）もぜひ解いてみてください．

【実践編：臨床で利尿薬をどう使う?】

腎臓内科医が利尿薬を使う局面とは

白井佳那，谷澤雅彦

① 腎機能障害があると利尿薬の薬物動態が変化する
② 腎不全の際は利尿薬の薬物動態が変化して利尿薬の高用量投与が必要となる
③ 心不全の際は利尿薬の薬力学の問題が生じ利尿薬の頻回投与が必要になる
④ 利尿薬の効果が乏しい場合には利尿薬抵抗性の病態にも注意を払うべきである

はじめに

利尿薬は各診療科，各病態で多く用いられる頻用薬の1つです．尿の専門家である腎臓内科医でさえも日常診療では，“尿を増やす薬”という認識で，“とりあえず”，使用していることが多いですが，腎臓生理と各利尿薬の特性を理解したうえで使用することにより，より効果的に利尿薬を使うことができるようになります．本稿では腎臓内科医の視点で腎臓生理と利尿薬の特性を意識し何気なく使用されることが多い利尿薬（特にナトリウム利尿薬）をなるべく科学してみたいと思います．

1 腎尿細管におけるナトリウム利尿薬の作用

まず，利尿薬がどのように腎臓に到達して各尿細管で作用するかを説明します．利尿薬は蛋白結合率が高く，90％以上が蛋白と結合して血液中に存在するために糸球体濾過がほとんどありません[1)]．

まず，ループ利尿薬とサイアザイド系利尿薬は糸球体を通過後に近位尿細管周囲の毛細血管に運ばれ，近位尿細管上皮細胞に取り込まれたのち尿細管管腔内に分泌されて尿細管管腔側からヘンレループの上行脚と遠位尿細管のNa再吸収チャネルを阻害します．そのため，腎機能〔＝糸球体濾過量（glomerular filtration rate：GFR）〕が低下している場合は，尿毒症物質による阻害により近位尿細管での利尿薬の分泌が低下したり[2)]，利尿薬が各作用部位へ到達するための原尿量が低下することなどから利尿薬の各尿細管への到達量が健常者に比べ約1/5〜1/10程度に低下するとされており，腎機能が正常な患者より高用量の利尿薬を必要とします．続いてカリウム保持性利尿薬は同じく糸球体濾過はされず，集合管の血管側から分泌され細胞内のミネラルコルチコイド受容体を阻害することによりNa利尿を引き起こします．

ナトリウム利尿薬（炭酸脱水酵素阻害薬，ループ利尿薬，サイアザイド系利尿薬）の効果は各尿細管でのNa再吸収割合に比例します．近位尿細管では濾過されたNa量の60〜70％が再吸収され一番大きなNa吸収部位ですが，ここを炭酸脱水酵素阻害薬で阻害しても，その下流の尿細管のNa再吸収チャネルでNa再吸収が亢進するために，最終的なNa利尿効果は小さいとされています．そのため，近位尿細管以降の尿細管のNa再吸収割合に準じて，ループ利尿薬のNa利尿効果が最も高いことが知られています．つまり腎機能障害の患者において，GFRが低下しているからといってカリウム保持性利尿薬を高用量投与をしても，そもそも効果が乏しいばかりか，その副作用である高カリウム血症が懸念されるため，実際には高用量使用するということは臨床上行いません．

2 利尿薬の薬物動態学（PK）・薬力学（PD）から考える腎不全と心不全の違い

次に腎機能障害時の利尿薬の薬理学的動態を解説していきます．ここではループ利尿薬の薬理学的動態を腎不全（腎機能低下）と心不全のケースについて比較して取り上げます．まずは，PK（Pharmacokinetics：薬物動態学）とPD（Pharmacodynamics：薬力学）について簡単に説明していきます．薬が作用部位に到達するまでの薬物動態を評価するのがPKで，作用部位までは薬が到達したとして，その薬の効果をみるのがPDということになります．

図に示すとおり，腎不全の場合は利尿薬を増やしていくと，ネフロン単位の尿中Na排泄率（fractional excretion of Na：FENa）がどんどん上がっていき，最終的に腎機能正常な健常者と同程度まで到達します．しかし腎不全は，単一ネフロン単位での尿中Na排泄率の低下はありませんが（PD正常），前述したとおりGFRの低下による利尿薬の作用部位への運搬低下により（PK低下），「PK低下，PD正常」の状態ということです．また，総ネフロン数の減少もあり，結局は総Na排泄量は低下してしまいます[3, 4)]．一方，心不全では，ループ利尿薬は尿細管には順調にたどり着きますが，利尿薬を増やしても尿中Na排泄率（FENa）はある程度で頭打ちとなります．ですから，心不全は薬剤がいくら到達したとしても反応性が悪い（PD低下），すなわち「PK正常，PD低下」という状態であるといえます．心不全の場合も，結局は総Na排泄量は低下してしまいます[3, 4)]〔p.1358「臨床でよく使用する利尿薬（ループ利尿薬，サイアザイド系利尿薬）の基本」も参照〕．

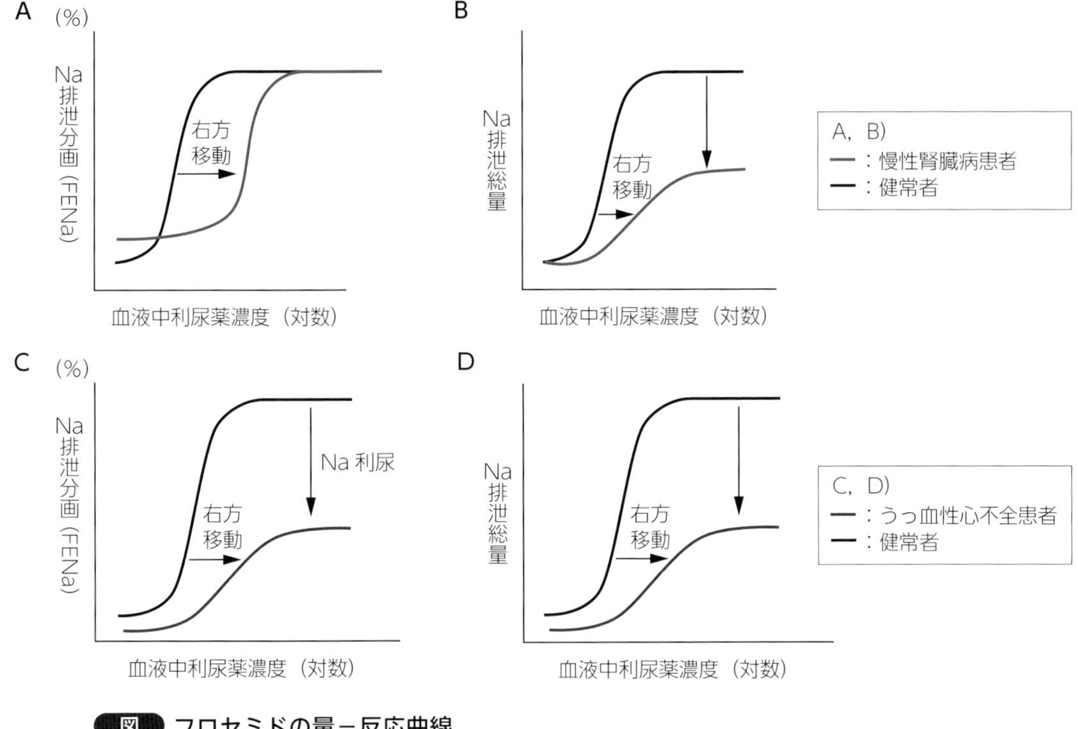

図 フロセミドの量－反応曲線

A，B）健常者（━）と腎臓病患者（━）の血液中利尿薬濃度とNa排泄分画とNa排泄総量の関係
C，D）健常者（━）と心不全患者（━）の血液中利尿薬濃度とNa排泄分画とNa排泄総量の関係
FENa：Fractional excretion of Na
文献3，4をもとに作成.

この考え方は治療に大きく結びつき，PKが低下している腎不全時は，十分量の利尿薬が作用部位に到達しないことが問題であるために高用量の利尿薬を投与すればよく，一方で心不全時（腎機能障害がない場合）にはPDの低下であるために用量を上げても効果は限定的であり，それより頻回投与が必要となります．以上のことはループ利尿薬とサイアザイド系利尿薬で考え方は同じです[3, 4]．とはいえ，実臨床では心不全患者に腎機能障害を伴っていることが多く（その逆もしかり），高用量・頻回投与が必要になる場面が多いと考えられます．

3 経口フロセミドはバイオアベイラビリティの個人差が大きい，経口投与量は静脈投与量の“倍”は正しいか？

ループ利尿薬のなかではフロセミドが汎用されています．ただし，経口フロセミドはバイオアベイラビリティ（生物学的利用能）が非常に低いという特徴があります．つまりPKについてもフロセミドは吸収に安定性がない薬剤であるということです．個人差が非常に大きく，また，同一個体でも差が大きく，内服量の10％しか利用されない人もいれば，ほぼ100％利用される人も存在し，平均すると50％ということになります．例えばフロセミド20 mgを経口投与すると，実際に作用するのは平均10 mgということです．静脈注射から経口投与へ切り替えるとき，経験的に2倍程度が等価という感覚があると思いますが，そうした経験則は，バイオアベイラビリティの平均が50％であることが背景にあるわけです．ところが，患者さんによっては投与量を2倍にしても全く効かない人も存在することになります．例えば，バイオアベイラビリティが10％であれば，10倍量投与しなければなりません．逆に100％の人であれば，10 mgの静脈注射で効くなら経口投与も10 mgで十分ということになり，経口への切り替え後は尿の反応性をみて，適宜増減が必要になります．くり返しますが，**フロセミドのバイオアベイラビリティは不安定であることを認識しましょう**．その他のループ利尿薬のバイオアベイラビリティは比較的良好です（70～100％）[3, 4]．

4 慢性腎臓病患者における各ナトリウム利尿薬の具体的な使用方法のポイントと注意点

1）ループ利尿薬

慢性腎臓病（chronic kidney disease：CKD）患者へ使用する際には前述の理由から高用量投与が必要な場合が多いです．さらに効果が乏しい場合には，単純に投与量不足であることが比較的多く見受けられるため，CKD患者へは体液量や尿量の反応をみながら倍量投与を行っていきます．その根拠としては図で示したとおり，利尿薬の効果を上げていくためには血中濃度が対数で示されていることからもわかると思います（しかし実臨床では，フロセミド20 mgの経口投与でも十分効果を認める高度腎機能障害の患者もいるために，時間的余裕がある場合にはまずは通常量から投与開始，その後反応をみながら最高投与量は1回120 mgを2～3回投与とします）．

副作用としては尿酸値の上昇と血清K，Mg値の低下を認めるために，定期的なモニタリングが必要です．Mgはなかなか測定しませんが，低マグネシウム血症の存在はいくらKの補充をしても低カリウム血症を遷延させるために，低カリウム血症を認めた際には必ず測定をすべきです．またフロセミド高用量投与に伴う耳障害は有名ですが，1日1～3 gの使用で発症するといわれるため[5]，たとえ1日360 mgを使用しても，実際に耳障害を起こすことは少ないと考えます．

2）サイアザイド系利尿薬（主にCKD stege1～3で使用）

前述した通り，サイアザイド系利尿薬が作用する遠位尿細管のNa再吸収割合は低いため利尿作用は弱いです．腎機能が低下するとPK低下から効果が減弱することが知られており，CKD stage1～3での使用が推奨されています．また，Na利尿作用以外に内服開始初期は利尿作用により，維持期は血管拡張作用により降圧効果を発揮します．

しかし，さまざまな観察研究や比較試験により，たとえGFR＜30 mL/分/1.73m^{2}の高度腎機能障害であっても，ループ利尿薬とヒドロクロロチアジド25 mg程度を併用することで，Na利尿効果とともに降圧作用の効果があることが証明されており，試す価値は高いと考えています[6].

副作用はループ利尿薬と同様に尿酸値の上昇，低カリウム血症や低マグネシウム血症および，低ナトリウム血症と高カルシウム血症があげられます．特にCKDでは続発性副甲状腺機能亢進症や高リン血症に対して，活性型ビタミンD製剤や炭酸カルシウムが投与されていることがあります．また高齢者であれば骨粗鬆症に対して同薬剤がさらに高用量で投与されていることもあります．その際には高カルシウム血症のリスクが高まりますので注意が必要です．薬剤性低ナトリウム血症の原因で最も多いのがサイアザイド系利尿薬といわれています[7]．特に体格が小さい女性がリスクとされ[8]，利尿薬開始後はしばらく尿酸値，電解質をフォローする必要があります.

3) カリウム保持性利尿薬

CKD患者において，カリウム保持性利尿薬を使用する機会は，その副作用でもある高カリウム血症を懸念して少ないです．そもそもカリウム保持性利尿薬が作用する集合管のNaチャネルのNa再吸収に占める割合は非常に少なく，ナトリウム利尿薬としての作用は非常に弱いです．CKDにおいては利尿薬としての使用用途は少なく，大規模臨床試験で証明されたような心機能（ejection fraction：EF）が低下した心不全患者（heart failure with reduced EF：HFrEF）における，主に心血管系の主要エンドポイント抑制効果を期待して使用されることがほとんどです[9].

現時点では，心機能が良好である程度腎機能が進行したCKD患者にカリウム保持性利尿薬を積極的に使用する根拠はないと考えられます.

5 乏尿性急性腎障害時の利尿薬投与のプランニング

前述したとおり，基本的に腎機能障害時には高用量でのフロセミド投与が必要となります．また乏尿性急性腎障害（acute kidney injury：AKI）時に利尿薬が必要となるケースは，体液過剰，心不全を併発しており，時間的余裕がない緊急時が想定されます．その際に，フロセミド0.5アンプル（10 mg）の静脈内投与で，とりあえず“反応をみる”，という方針ではこのような緊急事態には不適切であり，尿道留置カテーテルを挿入し，初期投与から3～5アンプル（60～100 mg）の静脈投与を行い，30分～2時間程度で反応がないならばすみやかに倍量で投与します（最大単回用量：200 mg程度)．この処方は利尿薬が適切に尿細管に運ばれることに主眼を置いていますが（PKを考慮)，このような緊急・重症病態ではPDの異常（利尿薬抵抗性）を呈していることが多いため，利尿薬抵抗性の解除も同時に考慮するべきです[10].

急性腎障害時には敗血症や心不全を合併していることが多く，組織低灌流・灌流分布異常はレニン・アンジオテンシン系，交感神経系の亢進を引き起こし腎尿細管においてNa

再吸収方向に傾き（利尿薬に拮抗する）ます．さらに糸球体血行動態の異常（糸球体内圧・GFR低下）は前述の通りPK異常も引き起こし，利尿薬抵抗性の状態となってしまいます．低血圧への対応，感染症への治療，呼吸苦や苦痛の緩和（交感神経系の抑制），また糸球体内圧に作用する非ステロイド性鎮痛薬（NSAIDs），レニン・アンジオテンシン系阻害薬の回避などを同時並行に進めていくべきです．また，AKIの病態では時間的余裕がないことが多く，体液過剰状態がコントロールできない場合は，腎代替療法（主に急性血液浄化療法）に移行することも考慮するべきです．昨今話題となっているうっ血腎も利尿薬抵抗性を示しますが，利尿薬で尿が出ない限りは改善しないために，急性血液浄化療法によってうっ血を解除すると，急に利尿薬が効くようになることがあります．

6 腎臓内科的視点～フロセミドのボーラス投与もしくは持続投与のどちらかを選択すべきか

DOSE研究は急性心不全を呈した患者に，12時間ごとのフロセミド投与を行うボーラス投与群と持続投与群に分けて，心不全症状の改善や腎機能を比較したRCT（randomized controlled trial：ランダム化比較試験）です[11]．試験に参加した対象群の内訳をみると，平均血清Cr 1.5 mg/dLであり，AKIあるいは既存のCKDを呈している可能性があります．そのような対象群へのフロセミドの使用方法においては，持続投与でもボーラス投与でも各種エンドポイントに差が出ませんでした．しかし，本研究はさまざまな問題点があり，まず持続投与群は初期loading投与がなかったことと，両群においても72時間での尿量が4,500 mL程度出ており，どのような利尿薬の使い方でも対応できるような対象群であったなど，結局のところは不明な点が多いです[11]．

しかし，前述したPK/PDの観点から，特にボーラス投与で利尿薬抵抗性を示すような場合には，持続投与の方が利点があると考えられます．フロセミドは効果持続時間が短く，効果減弱後のNa再吸収亢進を招きやすいです（post-diuretics NaCl retention）．またフロセミドのボーラス投与は受容体のダウンレギュレーションによる効果減弱を起こしやすく，2回目以降の投与の効果が1回目よりも少なくなることが知られています〔p.1358「臨床でよく使用する利尿薬（ループ利尿薬，サイアザイド系利尿薬）の基本」も参照〕．

具体的な持続投与の方法としては，フロセミドの場合，腎機能に合わせて20～100 mgボーラス投与を行った後，引き続き5～30 mg/時での持続投与を利尿効果によって調整するというやり方があります[12]．持続投与前のボーラス投与を行うのは血中濃度を早く有効域に到達させるためであり，これを行わないと十分に効果がでません．

おわりに

利尿薬のPK/PDおよび腎機能障害時に注意することを解説しました．皆さんが明日から“とりあえず”から，“根拠をもって”利尿薬を使用できるようになれば幸いです．

文 献

1）「The Renal Drug Handbook. 4th edition」（Ashley C & Dunleavy A, eds), CRC Press, 2004

2）Wu W, et al：Key Role for the Organic Anion Transporters, OAT1 and OAT3, in the in vivo Handling of Uremic Toxins and Solutes. Sci Rep, 7：4939, 2017（PMID：28694431）

3）Ellison DH：Clinical Pharmacology in Diuretic Use. Clin J Am Soc Nephrol, 14：1248-1257, 2019（PMID：30936153）

4）Brater DC：Update in diuretic therapy：clinical pharmacology. Semin Nephrol, 31：483-494, 2011（PMID：22099505）

5）Ho KM & Sheridan DJ：Meta-analysis of frusemide to prevent or treat acute renal failure. BMJ, 333：420, 2006（PMID：16861256）

6）Agarwal R & Sinha AD：Thiazide diuretics in advanced chronic kidney disease. J Am Soc Hypertens, 6：299-308, 2012（PMID：22951101）

7）Clayton JA, et al：Severe hyponatraemia in medical in-patients：aetiology, assessment and outcome. QJM, 99：505-511, 2006（PMID：16861720）

8）Hoorn EJ, et al：Development of severe hyponatraemia in hospitalized patients：treatment-related risk factors and inadequate management. Nephrol Dial Transplant, 21：70-76, 2006（PMID：16141458）

9）Pitt B, et al：The effect of spironolactone on morbidity and mortality in patients with severe heart failure. Randomized Aldactone Evaluation Study Investigators. N Engl J Med, 341：709-717, 1999（PMID：10471456）

10）ter Maaten JM, et al：Diuretic response in acute heart failure-pathophysiology, evaluation, and therapy. Nat Rev Cardiol, 12：184-192, 2015（PMID：25560378）

11）Felker GM, et al：Diuretic strategies in patients with acute decompensated heart failure. N Engl J Med, 364：797-805, 2011（PMID：21366472）

12）Grodin JL, et al：Intensification of Medication Therapy for Cardiorenal Syndrome in Acute Decompensated Heart Failure. J Card Fail, 22：26-32, 2016（PMID：26209004）

Profile

白井佳那（Kana Shirai）

聖マリアンナ医科大学 腎臓・高血圧内科 内科専攻医

期待する効果を得るためには，同じ薬剤でも病態によって使い方を考える必要があります．利尿薬もさまざまな種類，作用機序があり，病態により使い方が異なります．本稿を最大限の利尿効果を出すための手助けにしていただけると幸いです．

谷澤雅彦（Masahiko Yazawa）

聖マリアンナ医科大学 腎臓・高血圧内科

〈研修医の皆さんへ〉

ぜひ若いうちに，いろいろな場所で，いろいろな価値観のもとで，良いも悪いもいろいろな経験を積んで，井の中の蛙にならないように常に自分を客観視できる医師になってください．後からは取り返せません．利尿薬も一緒です．いろいろな場所で，いろいろな先輩方の流儀や癖を見て，そのうえで科学して，自分流を確立していってください．

【実践編：臨床で利尿薬をどう使う?】
循環器内科医が利尿薬を使う局面とは

中野雄介，安藤博彦

①とりあえずの“ラシックス®静注”から卒業しよう
②まずは低灌流，続いて体液貯留の順に評価
③フロセミドが効かない場合は何らかの原因が隠れている

はじめに

研修医が循環器症例に対して利尿薬の使用を考える場面の多くは，ERで心不全患者の初期対応を行うとき，もしくは各科ローテーションで心不全患者を担当するときではないでしょうか．しかし，利尿薬を使うことに対して少しハードルが高いとの声をよく聞きます．理由として，血行動態への影響が心配，腎機能が悪化しないかなど「投与による負の影響」を心配する声があげられます．実は専門家であっても利尿薬を適切に使用できていない場面を見かけることが多々あります．**利尿薬を使うときは，背後にある病態を考える習慣をもつことがとても重要**です．本稿では，どのように背後の病態を評価して利尿薬を使うのか，基本的な考え方を紹介します．

症例1

66歳男性．高血圧，陳旧性心筋梗塞で近医に通院中．ある日の夕方，妻と口喧嘩をしていたら突然呼吸困難・冷汗が出現したため救急搬送された．来院時，血圧198/108 mmHg，心拍数98回/分・整，呼吸数28/分，SpO_2 88％（酸素10 L/分）．胸部X線で著明な肺水腫を認める（図1）．頸静脈怒張は認めたが四肢の浮腫は認めなかった．最近の体重の増加や労作時の自覚症状もなかった．

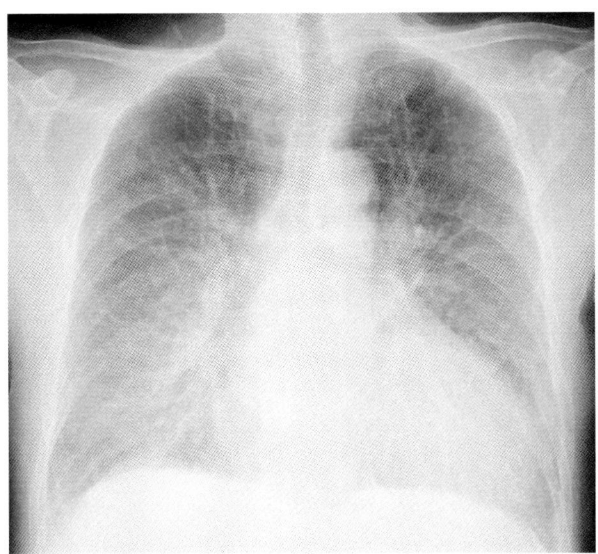

図1 症例1の胸部X線画像

1 心不全にはとりあえず“ラシックス®静注”でOK？[1)]

あながち間違った対応ではないかもしれませんが，一部の症例では利尿薬を使用したことによって，利尿効果が得られないばかりか過度の血圧低下をきたして慌てることがあります．そもそも，**心不全に対して利尿薬が必要となるのは，Na貯留と体液貯留を認める場合**です．急性心不全に伴う肺水腫では常に体液貯留を伴っていると思いがちですが，実はそうとは限らないことは知っておかねばなりません．

急性心不全の患者の一部では，交感神経系の亢進により末梢血管が過剰に収縮します．その結果，**体液が末梢から中心静脈系に移動する現象「volume central shift」**が起こります．さらに末梢血管の収縮が心臓にとっての後負荷増大となり，行き場を失った体液により肺水腫を生じます．**症例1**はこのような状態と考えられます．このタイプの症例にやみくもに利尿薬を使用すると，体液減少から低血圧をきたし腎機能低下や循環不全に陥ることがあります．こういった病態では，まずは末梢血管の過剰収縮を解除するために血管拡張薬を使用し，そのうえで浮腫などの所見を参考に体液貯留の有無を評価して利尿薬の必要性を検討することが重要です．また，はじめから低心拍出をきたしている症例では利尿薬の使用は特に慎重になる必要があります．

ここがピットフォール

肺水腫では常に体液貯留を伴っているとは限らない．

症例2

72歳男性．慢性心不全で総合病院に通院中．1週間前から両下腿浮腿が出現し，3～4日前から階段昇降時の息切れや咳嗽の自覚があった．早朝に呼吸困難で目が覚め，症状が改善しないため救急外来を受診．血圧110/72 mmHg，心拍数102回/分，呼吸数24回/分，SpO_2 90％．胸部X線で両側の肺うっ血および胸水を認める．前回退院時と比べ体重は3.8 kg増加していた．

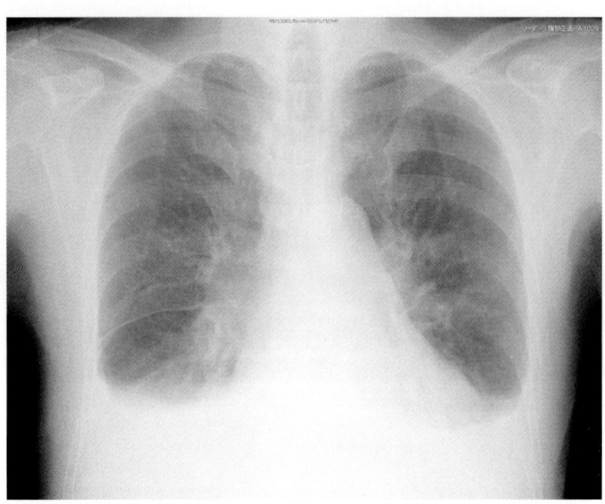

図2 症例2の胸部X線画像

2 心不全の初期治療をすばやく知りたい

症例2では，体液貯留を認めるため利尿薬が必要になってきます．こういった心不全のさまざまな**病態を収縮期血圧から簡便に把握**し，すみやかに初期治療に移行できるよう**クリニカルシナリオ**（clinical scenario：CS，図3）[2] を用いたアルゴリズムが提唱されています．CSは計5群からなり，急性心不全発症時の収縮期血圧（SBP）によって3段階に分けたCS1～3と，初期対応が明らかに異なる急性冠症候群に伴う心不全（CS4），肺塞栓や右室梗塞による右心不全（CS5）に分類されます．CSおよび患者診察により病態を把握し，**体液貯留や低灌流の有無をチェックする**必要があります．心不全の診察に関しては，Nohria-Stevenson分類（図4）[3, 4] を参考にするとよいでしょう．

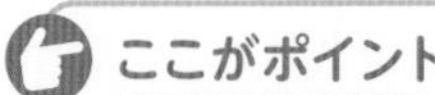

ここがポイント

まずは低灌流，続いて体液貯留の順に評価！

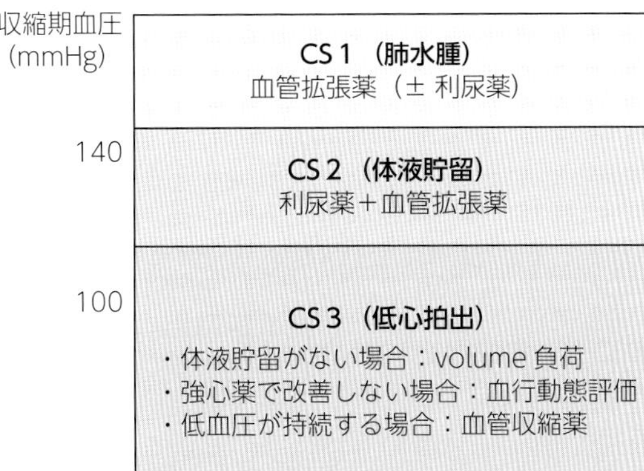

図3 クリニカルシナリオ(CS)に基づいた心不全治療のフローチャート

CS1 (SBP＞140 mmHg)：急激に発症する肺水腫を臨床症状とし，心臓の拡大は軽度で体液貯留をきたしていないことが多い．心エコーでは左室駆出率（EF）が保たれており，末梢血管の収縮による後負荷の増加が心不全の原因．Volume central shiftが起こっている状態．利尿薬よりも血管拡張薬が治療の主体となる．

CS2 (SBP100～140 mmHg)：発症が比較的緩徐で，徐々に体液が貯留してくるタイプ．一般的に心拡大を認め，肺水腫は軽度であるか，ときに認めない．体液貯留に対して利尿薬の適応となる．

CS3 (SBP＜100 mmHg)：入退院をくり返す末期の心不全患者であることが多い．低ナトリウム血症や肝腫大，下腿浮腫をきたしており，低心拍出症候群（low cardiac output syndrome：LOS）のために臓器灌流障害を認めることもある．最も治療に難渋することが多く，組織灌流改善のために強心薬や血管収縮薬が必要となり，利尿薬の使用は容易に血圧低下を招く．

CS4 (急性冠症候群に伴う心不全)：硝酸薬，NPPV（非侵襲的陽圧換気）による治療を開始し，急性冠症候群のガイドラインに従い心臓カテーテル治療を行う．

CS5 (肺塞栓や右室梗塞による右心不全)：容量負荷は避け，SBP＞90 mmHgで体液貯留があれば利尿薬，SBP＜90 mmHgであれば強心薬や血管拡張薬を使用．

文献2より作成．

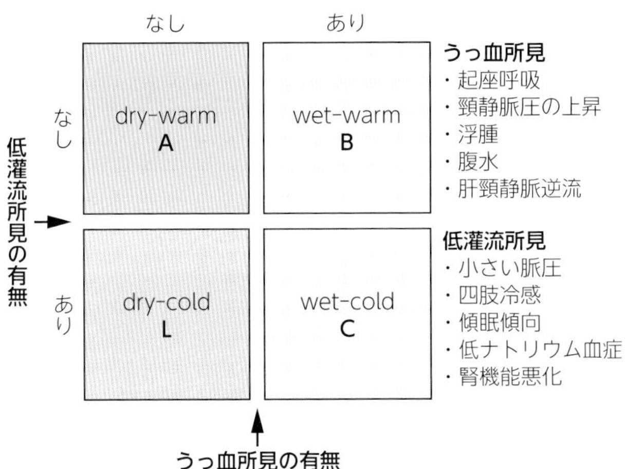

図4 Nohria-Stevenson分類

ProfileA：うっ血や低灌流所見なし（dry-warm）
ProfileB：うっ血所見はあるが低灌流所見なし（wet-warm）
ProfileC：うっ血および低灌流所見を認める（wet-cold）
ProfileL：低灌流所見を認めるがうっ血所見はない（dry-cold）
※うっ血は必ずしも体液貯留を表すわけではない．
文献4より引用．

3 利尿薬をどのように使えばいいの？

1）急性心不全

図5の流れに沿って病態を把握し，低灌流および体液貯留の有無を評価していきます．低灌流所見を認める場合は，まずは下記の用量で強心薬の投与を行い，**体液貯留が存在すると判断された症例では，フロセミド（ラシックス®）を投与することが一般的**です．投与量は腎機能や併用利尿薬により調整が必要です．実際の臨床現場では体液貯留の所見が明確に判別できないこともあり，このような場合には血圧の低下に注意しながら10 mgと少量のフロセミドを投与して様子をみることもあります．**利尿作用は投与後5～10分ほどで発現する**ことが多いですが，フロセミドには利尿作用以外に血管拡張作用も有しており，尿の流出を確認する前に呼吸困難の改善を認めることがしばしばあります．

【処方例】
低灌流がなく体液貯留を認める
→フロセミド（ラシックス®）（2 mg/2 mL）1Aボーラス静注．
低灌流を認める
→生理食塩水または1号液を補液しつつ，ドブタミン（ドブトレックス®）（100 mg/5 mL）3A＋生理食塩水85 mLを2 mL/時で投与開始．

2）ボーラス静注or持続静注

急性期はボーラス静注での使用が一般的ですが，亜急性期に100 mg/日以上を持続静注で使用することもあります．ボーラス静注と持続静注では死亡率や有害事象などの予後には差はありませんが，持続投与の方が一定時間あたりの尿量が多く得られ，BNP（brain natriuretic peptide：脳性ナトリウム利尿ペプチド）の低下率が大きかったとする研究結果があり[5)]，**目的に応じた使い分けが必要**です．

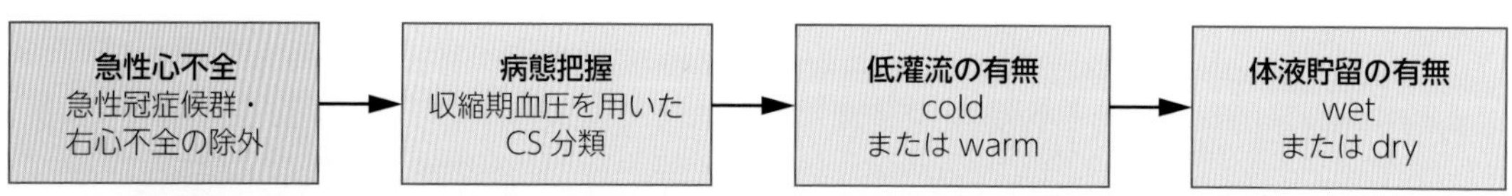

図5 心不全の初期治療に至るまでのフロー
CSに沿って病態を把握するとともに，Nohria-Stevenson分類を参考に低灌流および体液貯留の有無を評価する．
・低灌流所見を認める場合→補液とともにドブタミンなどの強心薬を使用する．
・体液貯留を認める場合→フロセミド（ラシックス®1 A＝2 mg/2 mL）をボーラスで投与することが一般的．投与量は通常10~20 mg/日を投与．腎機能障害を有する患者やすでに利尿薬を常用している患者では，投与量を2倍に増やすこともある．
文献2，3を参考に作成．

【処方例】
フロセミド持続点滴
→ラシックス®（20 mg/2 mL）1日必要量（+生理食塩水など）/24時で投与.

3）経口利尿薬への切り替え

心不全患者では**腸管浮腫の合併が影響**して薬剤の吸収が遅くなることがあります．そのため急性心不全では静脈投与が推奨されます．また，フロセミドの経口投与では，バイオアベイラビリティ（生物学的利用能）が静脈投与の50％程度しかないと報告されており，下記を目安に投与量を換算する必要があります〔p.1358「臨床でよく使用する利尿薬（ループ利尿薬，サイアザイド系利尿薬）の基本」も参照〕.

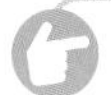
専門医のクリニカルパール

知っておきたい利尿薬の換算量
→フロセミド（ラシックス®注）1A 20 mg≒フロセミド（ラシックス®錠）40 mg，
フロセミド（ラシックス®錠）40 mg≒アゾセミド（ダイアート®錠）60 mg
≒トラセミド（ルプラック®錠）8 mg

4）心不全に対するトルバプタン（サムスカ®）

トルバプタンはフロセミドと同様に体液を取りのぞく薬剤ですが，心拍出量の低下をきたしにくいとされています．**腎機能障害を伴った急性心不全**では，フロセミドの投与によりWRF（worsening renal function：腎機能悪化）を招きやすいことが問題とされていましたが，トルバプタンはWRFの発生を有意に低下させたとの報告があります[6]．また，腎機能障害を伴った心不全に高用量のフロセミドを投与すると予後の悪化につながるとの考えから[7]，トルバプタンを継続投与してフロセミドを減量しようという治療戦略がとられることもあります．副作用としての高ナトリウム血症（多くは3日以内に発症）に注意する必要があります（p.1368「トルバプタンはどのようなときに使う？使うときの注意点は？」参照）.

【処方例】
急性心不全に対するトルバプタン投与
→サムスカ®錠7.5 mg 1錠 1日1回で開始し（高齢者・やせ型の患者では3.75 mgで開始），**利尿が得られたら併用するループ利尿薬の減量を考慮する**．投与後は飲水制限をしないこと.

5）心不全に対するカルペリチド（ハンプ®）

カルペリチドは，本邦でのみ急性心不全を対象に使用が認められているナトリウム利尿ペプチドです．血圧の上昇および体液貯留を伴う急性心不全に対して，血管拡張，ナトリウム利尿などの減負荷効果を目的として使用されることが一般的です[6]．カルペリチドは血管拡張作用を有しているため，**副作用として低血圧に注意**する必要があります．

【処方例】
心不全に対するカルペリチド投与
→0.1 μg/kg/分（ハンプ®2A＋5％ブドウ糖液40 mLを1 mL/時）で持続静注し，収縮期血圧が100 mmHg以下にならないよう調整しながら0.2 μg/kg/分まで増量．

4 フロセミドが効かない?!

フロセミドを投与したものの効果が得られない場合は，**表**に示すような**要因を見直す必要**があります．まずは利尿薬の適応があるのかを見直さなければなりません．例えば，カルシウム拮抗薬の副作用で浮腫を生じることがありますが，この際には利尿薬はあまり効きません．ほかにも，低心拍出による腎血流不足，腎機能障害，低アルブミン血症，電解質異常，過度の塩分摂取などは，日常臨床でよく見かけるフロセミド抵抗性の要因ですので注意が必要です．

【処方例】
アルブミン＋フロセミド投与
→20％アルブミン200 mLにラシックス®60 mgを混注など．

表 フロセミドの効果が得られない場合のチェックポイント

要因	チェックポイント	対策
1. 体液貯留（浮腫）の原因は	末梢血管性浮腫，リンパ性浮腫，甲状腺機能低下症など	原疾患の鑑別
2. 有効循環血漿量・腎血流は足りているか	低心拍出，脱水の有無	強心薬，輸液量増量
3. 糸球体ろ過量の低下はないか	AKI, CKD	フロセミド投与量と頻度の増量
4. 尿細管に薬剤が届いているか	低アルブミン血症	アルブミン＋フロセミド投与，トルバプタン投与
5. 電解質異常はないか	利尿薬長期使用による低ナトリウム・カリウム・クロール血症	サイアザイド系利尿薬の併用，電解質補正（特に低ナトリウム血症），トルバプタン投与
6. RAA系の過度な亢進がないか	浮腫に伴う続発性アルドステロン症，腎血流低下	スピロノラクトンの併用，カルペリチド投与
7. 不適切なNaClの出入りはないか	NaCl摂取量過多	ナトリウム制限
8. PGE_2産生抑制	NSAIDs投与	中止

AKI：acute kidney injury（急性腎障害），CKD：chronic kidney disease（慢性腎臓病），
RAA系：renin-angiotensin-aldosterone系（レニン・アンジオテンシン・アルドステロン系）
文献8を参考に作成．

ここがピットフォール

大動脈弁狭窄症（aortic stenosis：AS）の心不全では左室収縮の低下を認めない症例も多く，一見心機能は良好と判断されがちだが，安易な利尿は低心拍出に至りやすく危険．近年，高齢者でASの合併が増加しており，まずは聴診によりASが潜在していないか慎重に評価することが重要．

5 冒頭の症例における利尿薬の使い方

❶ 症例1

Volume central shiftを呈している典型的なCS1の一例です．初期治療の中心となるのは血管拡張薬であり，心臓の後負荷を下げることにより左室拡張末期圧の軽減および体液の再分布を図るべき症例です．

❷ 症例2

下腿浮腫，胸水，体重増加などから体液貯留の存在が示唆されCS2に分類されます．初期治療としては利尿薬の静注を行い体液貯留の解除を図りながら，血圧に応じて血管拡張薬を加えます．ときに利尿薬使用により血圧の低下を招くことがあるので，その際はドブタミンなどの強心薬が必要となります．

おわりに

心不全に対する利尿薬の適応および使い方について概説しました．実際の臨床現場では心不全の病態は非常に複雑で判断が難しいこともありますが，本稿を参考に病態に応じた適切な利尿薬の使用を学んでほしいと思います．

文 献

1）安藤博彦：循環器疾患と利尿薬－心不全にはとりあえずラシックス使っとけばOK？ 月刊薬事，56：197-201，2014

2）Mebazaa A, et al：Practical recommendations for prehospital and early in-hospital management of patients presenting with acute heart failure syndromes. Crit Care Med, 36：S129-S139, 2008（PMID：18158472）

3）Stevenson LW：Tailored therapy to hemodynamic goals for advanced heart failure. Eur J Heart Fail, 1：251-257, 1999（PMID：10935671）

4）Nohria A, et al：Clinical assessment identifies hemodynamic profiles that predict outcomes in patients admitted with heart failure. J Am Coll Cardiol, 41：1797-1804, 2003（PMID：12767667）

5）Ng KT & Yap JLL：Continuous infusion vs. intermittent bolus injection of furosemide in acute decompensated heart failure：systematic review and meta-analysis of randomised controlled trials. Anaesthesia, 73：238-247, 2018（PMID：28940440）

6）日本循環器学会，日本心不全学会：急性・慢性心不全診療ガイドライン（2017年改訂版）．2018
https://www.j-circ.or.jp/old/guideline/pdf/JCS2017_tsutsui_h.pdf

7）Nakano Y, et al：Impact of Continuous Administration of Tolvaptan on Preventing Medium-Term Worsening Renal Function and Long-Term Adverse Events in Heart Failure Patients with Chronic Kidney Disease. Int Heart J, 59：105-111, 2018（PMID：29332911）

8）塚本雄介：利尿薬の作用機序に学ぶ腎生理と疾患別実践的な投与法；各種利尿薬の特徴と投与法（腎臓ネット：腎臓病診療の最先端特集 vol32），2016
https://www.jinzou.net/01/pro/sentan/vol_32/ch02.html

参考文献・もっと学びたい人のために

1）日本循環器学会，日本心不全学会：2021年JCS/JHFSガイドライン フォーカスアップデート版 急性・慢性心不全診療．2021
https://www.j-circ.or.jp/cms/wp-content/uploads/2021/03/JCS2021_Tsutsui.pdf

2）Jinzou net（腎臓ネット）：腎臓病診療の最先端特集
https://www.jinzou.net/

Profile

中野雄介（Yusuke Nakano）
愛知医科大学 循環器内科 医学博士
2003年愛知医科大学卒．専門分野は，心不全の至適薬物治療・中性脂肪蓄積心筋血管症．
次々に新たな心不全治療薬が登場する昨今，至適薬物治療を追い求めたい．

安藤博彦（Hirohiko Ando）
愛知医科大学 循環器内科 医学博士
2001年名古屋大学卒．専門分野は，血管内イメージング・動脈硬化・若年性心筋梗塞．
血管内イメージングを通して，動脈硬化の病態をもっと深く知りたい．

【実践編：臨床で利尿薬をどう使う?】

消化器内科医が利尿薬を使う局面とは

伊藤隆徳

①腹水に対する利尿薬治療を開始する前に腹水性状のチェックを忘れない
②肝性腹水・浮腫に対する利尿薬の第一選択薬はスピロノラクトンである
③難治性腹水患者にはループ利尿薬をむやみに増量せず，早期のトルバプタン導入も検討する

はじめに

消化器内科領域で利尿薬を使用する場合，そのほとんどが腹水症に対するものです．はじめて腹水を指摘された患者さんに出合ったら，まずはなぜ腹水が出現しているのか診断することが大切です．本稿では臨床的に出合うことが最も多い非代償性肝硬変に伴う腹水に対する診断・治療のプロセスに関して概説します．使用する利尿薬の種類は心不全・腎不全と同じですが，治療ストラテジーは異なりますので，各病態に沿った治療法を順序立てて考える必要があります[1]．

症例

60歳代男性，飲食店経営．飲酒歴は20歳から5合/日，お酒のつまみで辛いものを食べることが好き．病院嫌いでこれまで健診も受けたことがない．3カ月前から徐々に腹部の張りと脚のむくみが出現したため飲酒をやめたが，その後も腹部の張りが悪化し食事も摂れなくなってきたため，受診された．

身体所見：身長165 cm，体重75 kg，体温37.3℃，血圧142/82 mmHg，脈拍98回/分整，SpO_2 97％（室内気），意識清明，羽ばたき振戦なし，眼球結膜黄染なし，腹部膨隆・下腿に圧痕性浮腫あり．

血液検査：Alb 2.1 g/dL，BUN 12.0 mg/dL，Cre 0.82 mg/dL，Na 135 mmol/L，K 3.5 mmol/L，AST 60 U/L，ALT 32 U/L，T-Bil 1.8 mg/dL，血小板数 9.2×10^3 /μL，プロトロンビン時間54％.
画像検査：腹部単純CTを図1に示す.

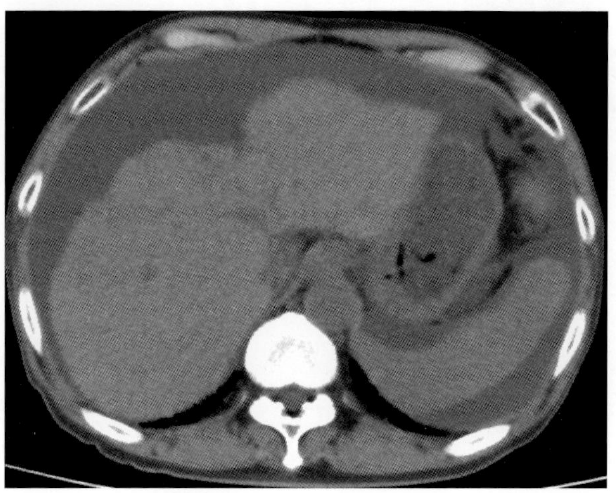

図1 症例の腹部単純CT

1 腹水・肝疾患の原因検索

1) 背景肝疾患の検索

CT画像を見てみましょう（図1）．腹水貯留以外に肝辺縁の鈍化と萎縮，肝表面の凹凸が認められ，肝硬変であることは明らかですね．病歴からは「アルコール性肝硬変」が強く疑われますが，まずは他の肝疾患の否定が必要です．採血にてHBs抗原・HCV抗体・抗核抗体・抗ミトコンドリアM2抗体・免疫グロブリン値などを確認しましょう．腹水出現時の肝生検は，出血のリスクもあり一般的には行いません．上記採血にてほかの肝疾患が否定されれば「アルコール性肝硬変」として考えてよいと思います．本症例における肝予備能はChild-Pugh分類にて10点（C）となり，高度不良ということになりますね．

症例のつづき

腹水検査：淡黄色透明，比重1.010，Alb 0.7 g/dL，Rivalta反応陰性，好中球数 21 /mm^3，腹水培養陰性.
尿検査：pH 6.5，白血球（－），蛋白（－），潜血（－），ウロビリノーゲン正常，ビリルビン（－）.

2）腹水正常のチェック

さて，肝臓の状態も評価が終わったところで，利尿薬治療開始としようか…と考えたくなるところですが，少し待ってください．それ本当に肝硬変からの腹水でよいでしょうか？**何よりも初回腹水診断時に大切なのは鑑別診断**です．慢性的に腹水が貯留している状態が急激に悪化した場合は，特発性細菌性腹膜炎（spontaneous bacterial peritonitis：SPB）の合併も疑いましょう．発熱や腹痛などの顕性症状を欠くSBPも存在します．またほかにも悪性腫瘍や結核性腹膜炎なども否定のために**初回は腹水穿刺を行い検体提出（一般性状・培養検査）しておく**ことをおすすめします．初回から多量に腹水を排液するとときに血圧低下をきたすこともあるので，初回は100 mL程度の試験穿刺ないし，1 L以内の排液に留めておく方がよいと思います．またネフローゼ症候群の合併を否定するために尿蛋白をチェックすることも忘れないでくださいね．腹水の鑑別診断においては血清と腹水のアルブミン濃度差（serum-ascites albumin gradient：SAAG）が1.1 g/dL以上であれば漏出性，1.1 g/dL未満であれば滲出性と診断しますので，**典型的な肝性腹水ではSAAG 1.1 g/dL以上となることを確認**してください[2]．今回の症例では，SAAG 1.4 g/dLとなり漏出性腹水が疑われます．もちろんSBPが合併していれば滲出性となりえるので，腹水中好中球や細菌培養も参考にしましょう．

ここがピットフォール

腹水を減らすことばかり考えていると最初の精査を忘れてしまうことがあるため注意しましょう（筆者経験談）．

2 肝性腹水に対する利尿薬治療（図2）

1）外来通院の場合

外来通院で腹水の治療を行うか，入院下で集中的に治療をするか悩みますよね．この患者さんも急に入院と言われても受け入れてくれないかもしれません．もしも外来治療を行うのであれば初回治療として以下の処方で翌週再診とします．加えて，本症例のような大酒家の方には禁酒と塩分摂取制限（5～7 g/日）も忘れないでください[3, 4]．

【処方例】

① スピロノラクトン（スピロノラクトン錠25 mg）1回25～50 mg　1日1回（朝食後）

② フロセミド（ラシックス®錠20 mg）1回20 mg 1日1回（朝食後）

〈Alb ＜3.5 g/dLの場合は以下を同時に処方〉

分岐鎖アミノ酸製剤（リーバクト®配合顆粒もしくはアミノレバン®）1回1包 1日3回（朝昼夕食後）

肝硬変の腹水発症機序は複雑ですが，主なものとしてレニン・アンジオテンシン・アル

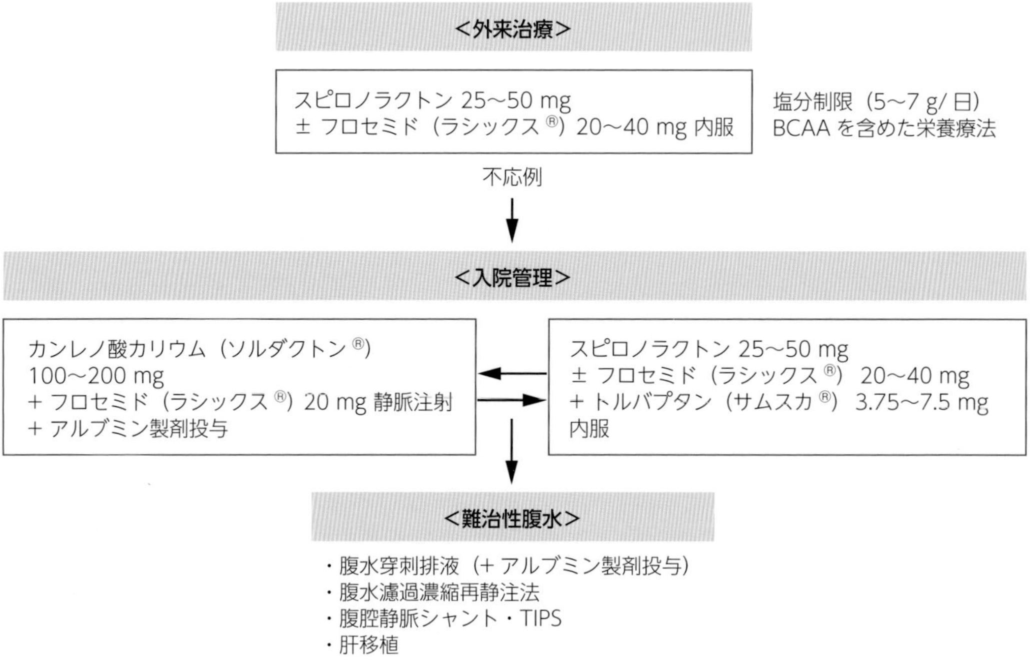

＜外来治療＞

スピロノラクトン 25〜50 mg
± フロセミド（ラシックス®）20〜40 mg 内服

塩分制限（5〜7 g/日）
BCAA を含めた栄養療法

不応例

＜入院管理＞

カンレノ酸カリウム（ソルダクトン®）
100〜200 mg
＋フロセミド（ラシックス®）20 mg 静脈注射
＋アルブミン製剤投与

スピロノラクトン 25〜50 mg
± フロセミド（ラシックス®） 20〜40 mg
＋トルバプタン（サムスカ®） 3.75〜7.5 mg
内服

＜難治性腹水＞

・腹水穿刺排液（＋アルブミン製剤投与）
・腹水濾過濃縮再静注法
・腹腔静脈シャント・TIPS
・肝移植

図2 腹水治療フローチャート

BCAA：branched chain amino acid（分岐鎖アミノ酸），
TIPS：transjugular intrahepatic portosystemic shunt（経頸静脈的肝内門脈大循環短絡術）
文献3，4を参考に作成.

ドステロン系（RAA系）の亢進が強く関係しています[5]．そのため単剤治療であれば，抗アルドステロン薬であるスピロノラクトンの方がループ利尿薬（フロセミドなど）よりも適しているといえます．ただスピロノラクトン単剤投与は高カリウム血症をきたすリスクがあるので，それを防ぐ目的で実臨床では少量のループ利尿薬を併用することも多いです．ただしループ利尿薬の高用量使用は，腎障害を引き起こす原因となるため，フロセミド換算で使用量は40 mgまでに留めましょう（理想的には20 mgまで）．またループ利尿薬は低カリウム血症によるアンモニア産生を増強することも知られており，肝性脳症の悪化にもつながります．初期治療においても尿量が増えない場合は，まずはスピロノラクトンを50 mgまで増量し，それでも治療抵抗性なら後述するトルバプタン（サムスカ®）の追加を検討しましょう（トルバプタン導入には入院下管理が必須．p.1368「トルバプタンはどのようなときに使う？ 使うときの注意点は？」参照）．

ここがポイント

特にループ利尿薬にいえることですが，血清アルブミン値の低下は利尿薬の治療効果を低下させます．BCAA（分岐鎖アミノ酸）製剤投与によるアミノ酸インバランスの改善も同時に行いましょう．

2）入院下治療の場合

入院下ではさらに治療選択肢が増えます（**図2**）．門脈圧亢進症による腸管浮腫が存在すると，内服利尿薬の吸収不全が存在する可能性があります．せっかくの入院治療なので，初回治療は以下の点滴治療で開始としましょう．利尿薬注射製剤の選択も内服のときと同様，抗アルドステロン薬を第一選択薬としましょう．飲水量・尿量・腹囲・体重を毎日モニタリングします．

【処方例】
① カンレノ酸カリウム（ソルダクトン® 200 mg）1回1～2A　1日1回（朝）
② フロセミド（ラシックス® 20 mg）1回1A　1日1回（朝）

3）治療抵抗性の場合

筆者がレジデントとして勤務していた約十数年前は，難治性腹水に対して従来のスピロノラクトンとループ利尿薬をどんどん増やし，尿量を確保する治療を行っていました．この方法では短期的には尿量増加が得られるものの，血清クレアチニンとBUNの増加をきたします．2013年に新たに保険適用となったバソプレシンV_2受容体拮抗薬であるトルバプタンは，腎集合管での水再吸収を阻害して，電解質の排泄に影響せず水排泄を増加させる薬剤です．近年は腎機能が良好な状態でのトルバプタン治療追加が推奨されており，筆者もスピロノラクトン50 mg，フロセミド20 mgでもコントロールがつかない場合は，トルバプタン導入を検討することにしています．また腹水が多量に貯留している場合は，先に腹水穿刺排液を行うことにより腹腔内圧を下げ，腎血流量を改善させてから，トルバプタン導入することも念頭におく必要があります．トルバプタンは3.75 mg/日から開始し，数日尿量や電解質をモニタリングした後に，反応が乏しければ7.5 mg/日を上限として増量が可能です[6]．

【処方例】
〈アルブミン製剤25％ 50 mL 2V（朝）Alb＜2.5 g/dLの場合〉
① トルバプタン（サムスカ®）　1回3.75～7.5 mg　1日1回（朝食後）

「肝硬変診療ガイドライン2020」[3]では，利尿薬静脈注射やアルブミン製剤投与よりトルバプタン導入を先行させ，抵抗性の場合にそれらを行うことが推奨されていますが，実臨床ではほぼ同時に行うことが多いです．トルバプタンは血清アルブミン値にかかわらず有効性を発揮することが知られており，非代償性肝硬変によって低アルブミン血症をきたしていても，一定の効果が期待できます．ただアルブミン値は高い方が，膠質浸透圧が保たれ，併用利尿薬（特にループ利尿薬）の利尿効果も高くなるため，入院治療の場合はアルブミン製剤使用も検討しましょう（血清アルブミン値2.5 g/dL以下）．本稿では割愛しますが，それでもコントロールが不良な場合は，アルブミン製剤を併用した腹水排液や腹水濾過濃縮再静注法，腹腔静脈シャント作成などが検討されます．

ここがポイント

トルバプタンの治療効果は患者さんごとにかなり差があります．レスポンダーの場合，急激な尿量増加は高ナトリウム血症や肝性脳症を引き起こす可能性があります．尿量を確認しながら，飲水量を調節することが大切です．逆に飲水量のコントロールができない意識レベルが悪い方へのトルバプタン導入は避けましょう．

専門医のクリニカルパール

肝硬変における腹水症ではバソプレシン亢進による希釈性低ナトリウム血症を合併します．そのような患者さんではNa維持の観点からもトルバプタンが有効な場合があります．

おわりに

本稿では非代償性肝硬変利尿薬について概説しましたが，腹水を減らすことのみにとらわれず，**予後改善のためには肝炎ウイルスなどの背景肝疾患の治療，また栄養状態の改善など広い視野をもつことが重要**です．本稿が皆さんの臨床能力の向上ならびに，肝疾患患者さんの予後改善の一助になれば幸いです．

文 献

1）「輸液グリーンノート」（志水英明/編著），中外医学社，2021

2）Khandwalla HE, et al：The utility of evaluating low serum albumin gradient ascites in patients with cirrhosis. Am J Gastroenterol, 104：1401-1405, 2009（PMID：19491852）

3）「肝硬変診療ガイドライン2020 改訂第3版」（日本消化器病学会，日本肝臓学会/編），南江堂，2020

4）「慢性肝炎・肝硬変の診療ガイド2019」（日本肝臓学会/編），文光堂，2019

5）Runyon BA：Management of adult patients with ascites due to cirrhosis: an update. Hepatology, 49：2087-2107, 2009（PMID：19475696）

6）Sakaida I, et al：Predictive factors of the pharmacological action of tolvaptan in patients with liver cirrhosis: a post hoc analysis. J Gastroenterol, 52：229-236, 2017（PMID：27379386）

Profile

伊藤隆徳（Takanori Ito）

名古屋大学医学部附属病院 消化器内科

大学時代は皮膚科，研修医時代は膠原病内科か小児科志望，でも気がついたら消化器内科医（肝臓内科医）として働いています．今も肝臓疾患を中心としながらも，専門領域のみに捉われない自由な発想で臨床・研究を行っています．ウイルス性肝炎は制御できる時代になりましたが，非アルコール性脂肪性肝疾患（NAFLD）をはじめとした，いわゆる非B非C肝硬変・肝癌は増加しております．広い視点から肝臓病患者さんを治すことのできる熱い先生方を随時募集しています！

特集関連バックナンバーのご紹介

特集とあわせてご利用ください！

2021年3月号(Vol.22 No.18)

救急・ICUで使う循環器の薬に強くなる!

緊急の循環管理を迷わず行うための、処方の考え方・具体的な使い方を教えます

西山　慶／編

□ 定価2,200円(本体2,000円+税10%)　□ ISBN 978-4-7581-1658-9

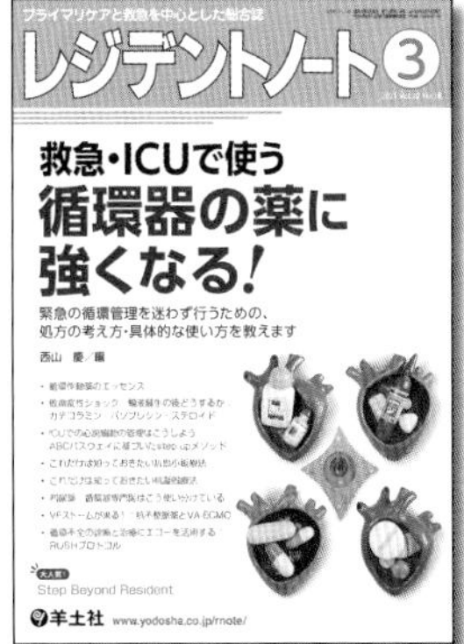

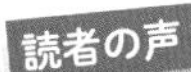
読者の声

- 「大事なポイントがフローチャートや表にまとめられているため，復習しやすく現場でも活用できそうです」
- 「循環作動薬や抗血小板薬など，日常診療で使用することが容易に想定できる内容で大変勉強になりました」

2020年1月号(Vol.21 No.15)

心不全診療で考えること、やるべきこと

救急外来・CCU/ICU・病棟で、先を見通して動くために研修医が知っておきたい診断や治療のコツをつかむ!

木田圭亮／編

□ 定価2,200円(本体2,000円+税10%)　□ ISBN 78-4-7581-1637-4

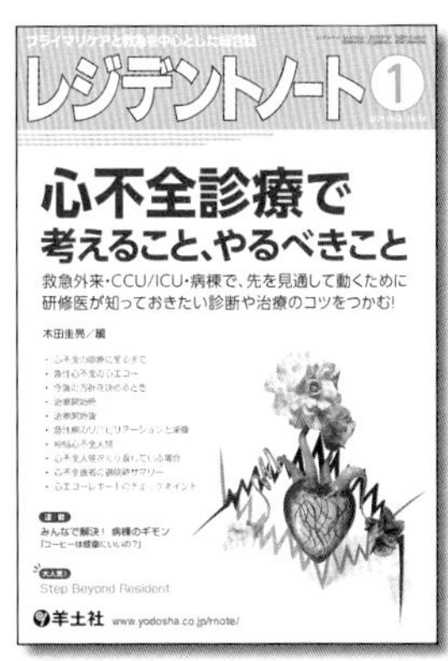

読者の声

- 「心不全はメジャーな病態でありながら，きちんと網羅的にやるべきことが把握できていない疾患だったので，知識の復習と補填にとても良い教材となりました」
- 「救急外来での心不全対応，入院後や長期予後に関して考えるべきことなどが詳しくまとめてあり，勉強になりました」

増刊2019年6月発行(Vol.21 No.5)

同効薬、納得の使い分け

根拠からわかる!症例でわかる!

片岡仁美／編

□ 5,170円(本体4,700円+税10%)　□ ISBN 978-4-7581-1627-5

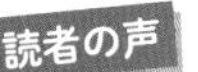
読者の声

- 「処方薬に関して全ての項目を簡潔に網羅している最高の書物だと思いました．短時間で読むことができ，全ての研修医にオススメできる内容です」
- 「今まで抗真菌薬について苦慮してたのですが，この特集ですっきり理解することができました」

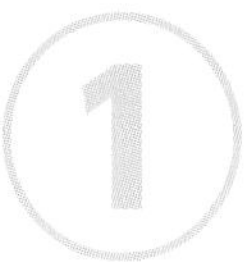

超音波ガイド法の基本操作

〈松島久雄〉

Summary

- 超音波ガイド法の基本操作はsweep scanとswing scanを何度もくり返すことである
- プレスキャンは標的血管や穿刺部位からの位置関係を評価するために必須である
- スキャン法を組合わせることで必要な穿刺情報を得ることができる

CVCでは，目的別にいくつかの基本操作の習得が求められる．特にsweep scanとswing scanは超音波ガイド法の基本操作であり，これらのスキャンをくり返し実施することが超音波ガイド法での安全な穿刺につながる．超音波ガイド法はリアルタイムでの穿刺であるが，標的血管を事前のスキャンできちんと評価できるかが成功の秘訣である．

1 pre-procedure ultrasound examination（プレスキャン）

準備段階で穿刺に適した血管かどうか評価するための操作をプレスキャンという．標的血管の走行や分岐，太さや呼吸性変動の有無，血管内血栓の有無を確認する．また，並走する動脈や神経，周辺臓器との位置関係を把握する．問題がある場合には穿刺部位の変更を検討しなければならない．超音波診断装置の深度や輝度の調整はプレスキャンで実施しておく．予測した穿刺部位から標的血管までの距離を確認しておくことは，適切な長さの穿刺針を準備するのに役立つ．穿刺に備えて，モニタの位置や体位の微調整はプレスキャンのときに行う．

次頁へつづく

2 sweep scan technique（図1）

プローブを血管に沿ってスライドさせることをsweep scan techniqueという．箒で掃くようにくり返しプローブをスライドさせることからこの名前がついている．血管走行や血管内の異常，標的血管の周辺組織を短軸像で把握し，適切に穿刺できる部位を見つけるのに適している．画面に描出した血管像がsweep scanをしても左右に動かなければ，血管走行に沿ってプローブを動かしていることになる．まずはプレスキャンで幅広く観察し標的静脈を選定し，穿刺直前では穿刺針を進める範囲（2～3 cm）を目安にスキャンを実施する．安全な穿刺のために血管像は画面中央に描出できるようにプローブを調整する．画面上の血管と実際に穿刺する手元の血管をリンクさせることで，プローブと血管走行の位置関係をイメージすることができる．

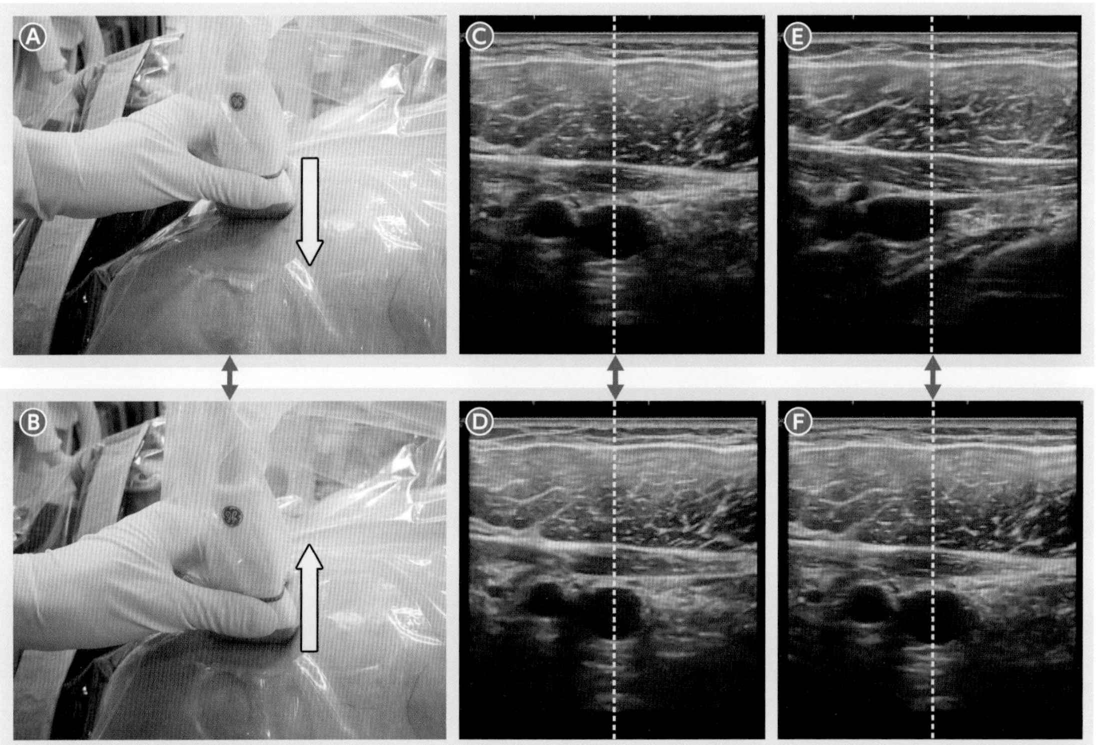

図1　sweep scan technique
プローブを前後にくり返しスライドさせ（ⒶⒷ間），全体の血管走行をイメージする．ⒸⒹ間はスライドさせても血管像が左右に動かなければ，プローブは血管走行に沿って動かしていることになる．ⒺⒻ間は血管像が左方に偏位していることから，プローブが血管走行に沿って動いていない．

3 swing scan technique（図2）

短軸像で血管軸とプローブの関係を把握するために，穿刺すると決めた場所で扇のようにプローブをスウィングさせることをswing scan techniqueという．画面中央に描出した血管像がスウィング操作で左右に動いてしまう場合，プローブが血管軸に対して直行していないことになる．プローブを回転させ軸と直行させることで，左右の動きは少なくなる．実際には見えていない標的血管に対して，目に見えるプローブを正しく直行させることで，穿刺針を正しい方向へ導く手助けとなる．正しいswing scanの実施により安全な穿刺方向が定められる．

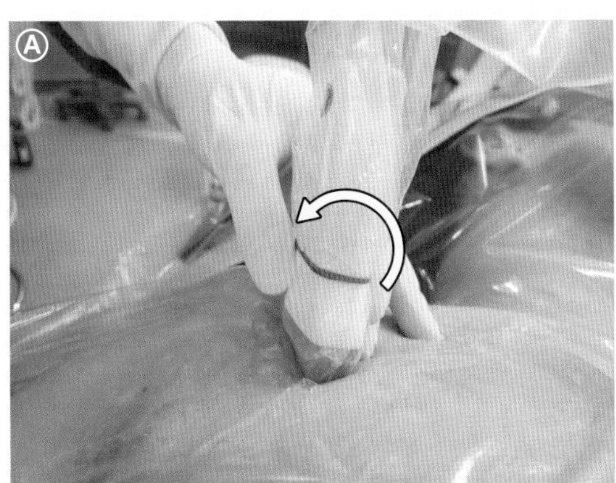

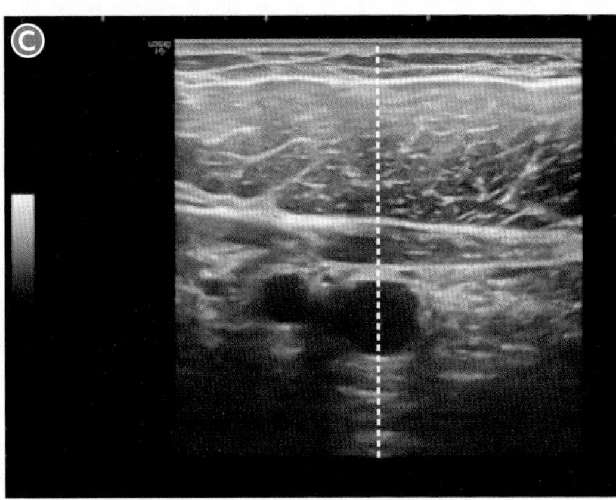

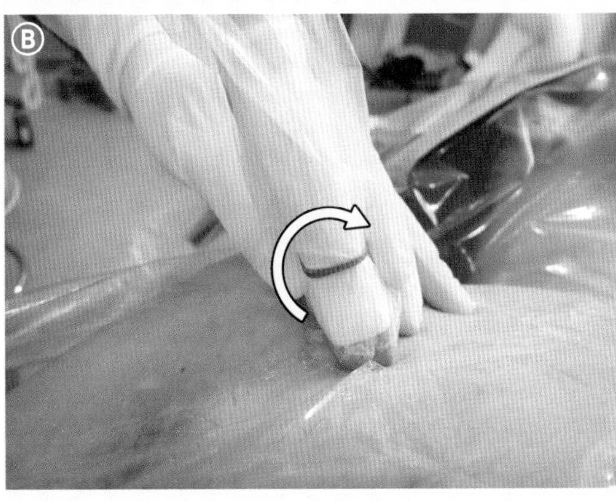

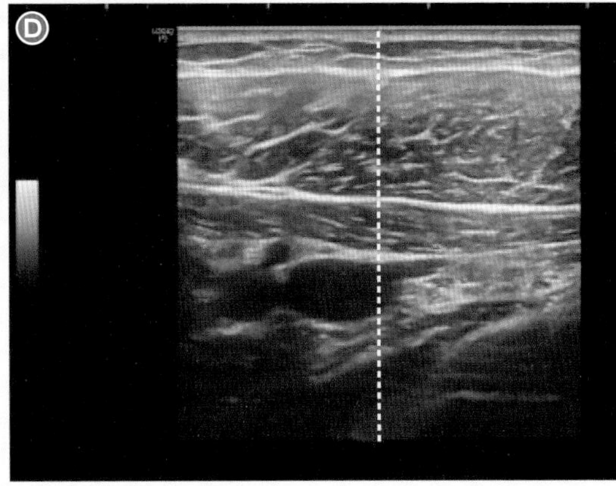

図2　swing scan technique
スウィング操作（ⒶⒷ）で，画面中央に描出した血管像が左右に動いてしまう場合（ⒸⒹ），プローブが血管軸に対して直行していないことになる．

文献

1）日本医学シミュレーション学会CVC委員会：超音波ガイド下中心静脈穿刺 インストラクターズ・ガイドVer.4（2018年改訂）：http://jams.kenkyuukai.jp/special/?id=7184

2）Schummer W, et al：Pre-procedure ultrasound increases the success and safety of central venous catheterization †. Br J Anaesth, 113：122-129, 2014

次頁へつづく

超音波ガイド法による血管穿刺の基本スキル　～out-of-plane approach

〈松島久雄，豊田浩作，德嶺譲芳〉

Summary

- 超音波ガイド法による血管穿刺には理論がある
- 理論に基づき正確な穿刺を行うことで上達が望める

安全かつ確実な血管穿刺のために，まずは超音波診断装置による正しい針の画像描出が求められる．次に描出した画像とプローブ操作の協調的連動，そして標的血管内に針を誘導させることで穿刺成功となる．主な穿刺方法は2つで，それぞれの特性を理解したうえで選択すべきである．

1 out-of-plane approach（図1）

out-of-plane approachは，標的血管の短軸方向に対する穿刺法で，横（左右）方向での穿刺針の確認に優れている．動脈や神経などが標的血管に並走しているような部位での穿刺に適している．横方向のずれを調整しながらプローブを滑らせ針の刺入をくり返し，血管前壁まで針先を迎え入れるように誘導する．針先によって前壁が陥凹するのを確認したら，手首のスナップを使って穿刺針をすばやく動かし，血管の前壁のみを貫く．貫くときの穿刺針を動かす距離は，後壁を貫かないように標的血管の直径よりも小さくする．

血管走行をsweep scanとswing scanによって探し出し，血管走行に垂直に超音波プローブを置く．前胸部の腋窩静脈は，中心静脈穿刺において一番深い標的静脈なので，慎重に穿刺を行いたいなら，プローブを滑らせ針を迎え入れる操作を用いる．著者は，この方法を好んでinchworm techniqueと呼んでいる．その理由は，プローブと穿刺針の協調的な動きが尺取り虫の動きに似ているからである．尺取虫の前足が超音波プローブで後足が穿刺針となる．つまり，プローブが先進し，針がプローブを追いかけて止まるという動きである．out-of-plane approachにおいて，planeである超音波走査線に外から針が入ってくることで，はじめて針が輝白点として認識される．もし，針が走査線を越えてしまうと，輝白点が針先なのか，それとも針の柄（シャフト）なのか判断できなくなる．それが，針先を見失う原因である．だから，尺取虫のように走査線が先進し，針が後から追っかけるように走査線内に入るようにしなければいけない．その連続により針は徐々に標的血管である腋窩静脈に向かう．

MEMO　inchworm techniqueとは

超音波ビームをよく反射する針先は短軸像では画面上で高輝度に描出される．この高輝度白点が描出される部位からプローブを前方に少し滑らせ，走査線（画面）から白点が消失したら針をゆっくりと進める．高輝度白点が再度確認できたら，再びプローブを前方に少し滑らせる．この操作をくり返しながら標的血管まで針を進める．先行させた走査線内にギラギラと輝く針先を迎え入れることで確実な視認ができる．このテクニックをinchworm techniqueと著者らは呼んでいる．

静脈の直上に針先を
留める
プローブを尾側へ
数 mm スライドし,
穿刺針を画像から消す
静脈の前壁のみ穿刺し,
画像上に針先を描出
する
再びプローブを尾側へ
数 mm スライドし,
穿刺針を画像から消す
穿刺針を寝かせて
針先を数 mm 進める.
画像上に再び針先を
描出する

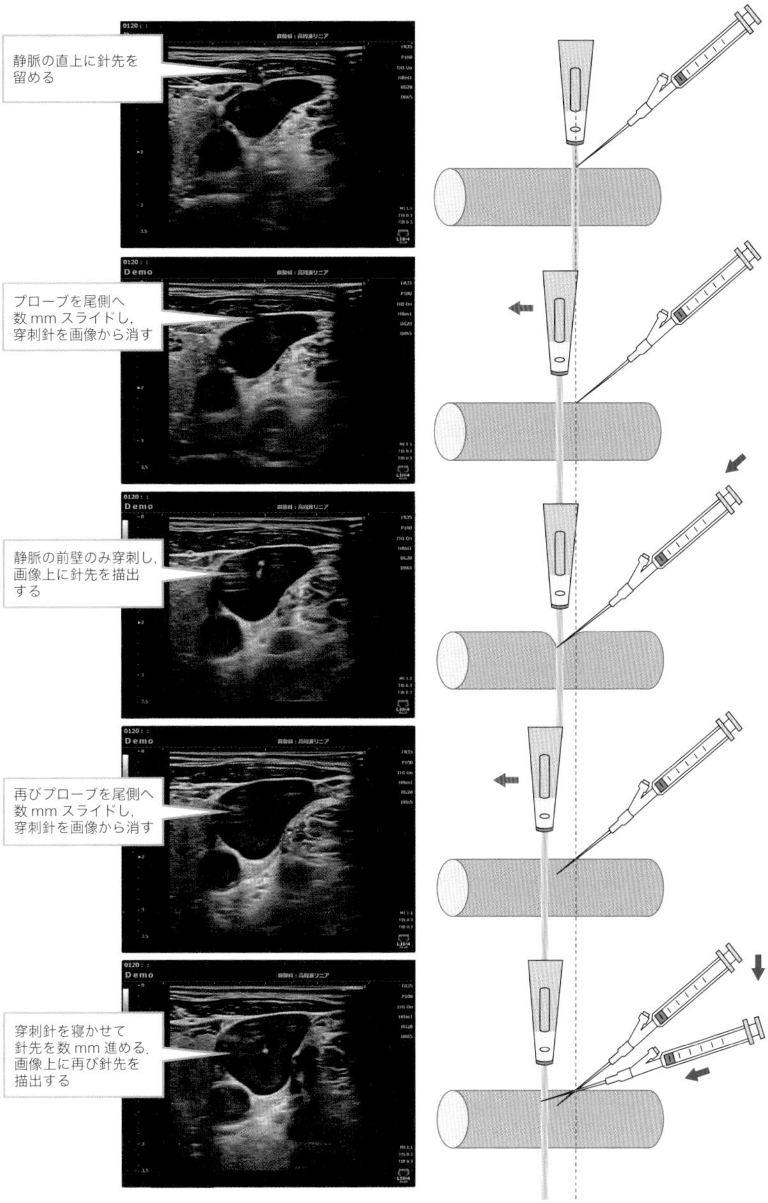

図1　out-of-plane approach

本稿のつづき「2 in-plane approach」は『成功につながる！中心静脈穿刺ビジュアルガイド』をご覧ください

文献

1）Tokumine J, et al：Three-step method for ultrasound-guided central vein catheterization. Br J Anaesth, 110：368-373, 2013

2）日本医学シミュレーション学会CVC委員会：超音波ガイド下中心静脈穿刺 インストラクターズ・ガイドVer.4（2018年改訂）：http://jams.kenkyuukai.jp/special/?id=7184

3）Schummer W, et al：Pre-procedure ultrasound increases the success and safety of central venous catheterization †. Br J Anaesth, 113：122-129, 2014

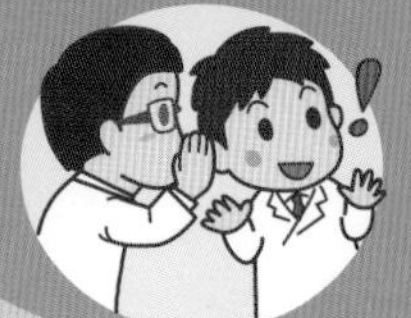

臨床検査専門医がコッソリ教える…検査のTips!

シリーズ編集／五十嵐 岳（聖マリアンナ医科大学 臨床検査医学講座）

第54回 ヘモグロビン値が急激に上がった理由は…？

千葉泰彦

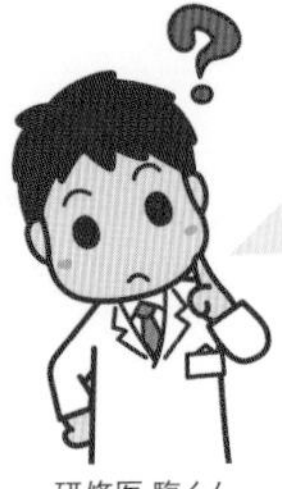

研修医 臨くん

先生，心不全で入院中の高齢患者さんなのですが，ヘモグロビン値が3日前と比較して8.5 g/dLも上がっていたんですよ！ もしかしてぼく，ほかの患者さんの検体と間違えてしまったのでしょうか…！？ ちなみに，採血はシリンジを使って，分注しています．

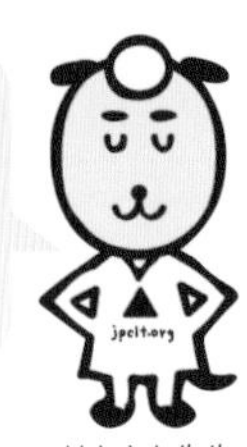

けんさん先生

確かに検体取り違えの可能性も否定できないけれど，ちょっと気になることがあるんだよな…．では，今回の状況を確認しながら一緒に考えてみようか！

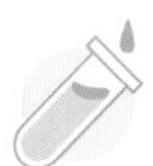

解 説

今回の患者さんの検査結果推移は？

88歳女性，心不全治療目的で2週間前に入院された患者さんだね．では早速，入院時からの検査結果推移をみてみよう．ヘモグロビン値を参照すると，1日目～14日目は9.0 g/dL前後で推移していたのにもかかわらず，17日目に17.4 g/dLと急上昇を認めているね（表）．これは何が起きたのだろう？

冒頭のコメントで，けんさん先生が気にしていたのは，「**シリンジ採血後，分注前に放置されていたのでは？**」ということなんだ．

放置するとどうなってしまうか，知っているかな？ まず，分注するまでの時間が長くなる→**血球比重の関係で時間経過とともに血液の濃度差ができる→濃度が高い部分と低い部分で測定結果が異なってしまうんだ**（図）[1]．赤沈が亢進するような病態下ではさらに著明になるよ．

もう1つ注意すべき点は，分注前に十分な混和をしたか？ なんだ．穿刺時の組織液混入→外因系凝固機序活性化→時間経過とともに接触因子活性化→内因系凝固機序活性化にもつながるんだよ．

このような理由があるので，シリンジ採血の場合には十分な混和後に凝固検査用の採血管への分注を優先するべきだね[2]．

表 入院後の血液検査結果（血算）

検査項目＼検査日	1日目（入院時）	14日目	17日目
WBC（$\times 10^3/\mu L$）	5.30	4.33	1.63
RBC（$\times 10^6/\mu L$）	2.58	2.55	4.88
Hb（g/dL）	9.2	8.9	17.4
Ht（%）	29.3	29.4	54.7
MCV（fL）	113.6	115.3	112.1
MCH（pg）	35.7	34.9	35.7
MCHC（g/dL）	31.4	30.3	31.8
PLT（$\times 10^3/\mu L$）	90	97	60

前回と検査値が大きく違った原因は？

血算と一緒に提出された各種項目を比較したとこ

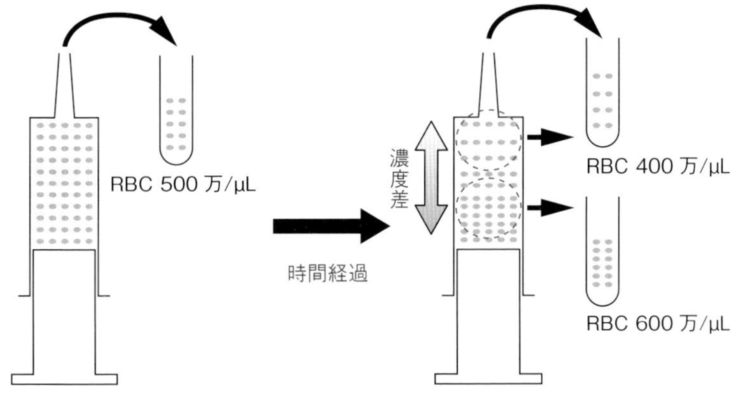

図 血液の濃度差
文献1より引用.
比重の関係で時間経過とともに濃度差が拡大する.

ろ，前回値と大きな違いはないので検体取り違えの可能性は低そう．なので，採血担当者に話を伺ってみたところ，採血後に少し離れなくてはならない状況になったということがわかったんだ．やはり，少し時間が経っていて，転倒混和せずに分注したんだね．それなら，今回のような検査結果が出ても不思議はないと思うよ．なお，翌日の採血結果では，Hbは9.7 g/dL，ほかの項目も前々回値に近い値であったことが確認されたよ．

そういうわけで，シリンジ採血後はすみやかに転倒混和して，濃度を均一にしてから分注する必要があるよ．このように**検査を実施する前の検体の不適切な取り扱いについては，検査前プロセスに問題がある**という言い方ができる．血算の検査前プロセスにおいて結果に影響を及ぼす要因は，血小板凝集や凝血など，たくさんあるので，下記の参考文献などを参照してね！

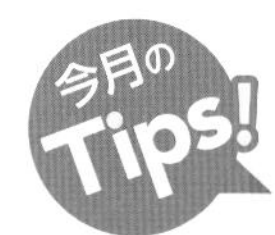
今月の
Tips!

シリンジ採血したら，すみやかに転倒混和してから分注しよう．正確な検査結果を得るために重要なことだよ！

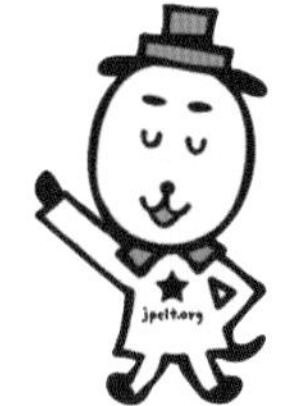

参考文献

1）藤井喜栄子，諏訪部 章：シリンジ採血をしたら，分注前に放置してはダメ！「特集 検体の採取と取り扱い これはダメ！」，Medical Technology，42：1295-1298，2014
2）桑島 実：血液一般検査サンプリングの誤差要因と対策．臨床病理，103：115-122，1996

※日本臨床検査医学会では，新専門医制度における基本領域の1つである臨床検査専門医受験に関する相談を受け付けています．専攻医（後期研修医）としてのプログラム制はもちろん，一定の条件を満たすことができれば，非常勤医師や研究生としてカリキュラム制でも専門医受験資格を得ることが可能です．専攻した場合のキャリアプランならびに研修可能な施設について等，ご相談は以下の相談窓口までお気軽にどうぞ！！
日本臨床検査医学会 専門医相談・サポートセンター E-mail：support@jslm.org

※連載へのご意見，ご感想がございましたら，ぜひお寄せください！ また，「普段検査でこんなことに困っている」「このコーナーでこんなことが読みたい」などのご要望も，お聞かせいただけましたら幸いです．rnote@yodosha.co.jp

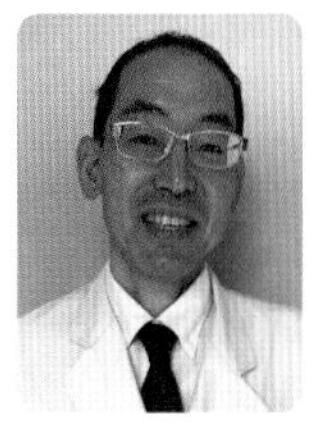

今月のけんさん先生は…
横浜市立市民病院検査・輸血部の千葉泰彦でした！外科医出身です．診療科のニーズに応えることはもちろんのこと，挨拶・接遇推進，活き活きと働ける職場環境つくりをめざして頑張っています．当院の職員の健康にかかわる産業医としても活動しています！

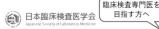

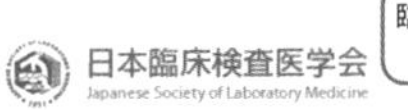
日本臨床検査医学会
Japanese Society of Laboratory Medicine

日本臨床検査専門医会

臨床検査専門医を目指す方へ

病棟コールの対応、おまかせください！

当直明けの振りかえりで力をつける！

当直中，突然やってくる病棟からのコール．
どんなときでも慌てずに，自信を持って対応するためのポイントをやさしく解説します．

藤野貴久
聖路加国際病院 内科

血圧低下に対応しよう②

はじめに

今回は血圧低下の2回目です．前回（2021年8月号），チーフレジデント（CR）と初期研修医1年目の先生（J1）が振り返りをしていた症例（85歳女性の敗血症性ショック）を引き続き追いかけながら，血圧低下・ショックの初期対応をマスターしましょう！ 今回も**図1**に酸素需給バランスの式を掲載しておきますので，ぜひ復習してから読みはじめてください．

① ショックの本質

酸素供給量＝酸素需要

② 酸素運搬量（Delivery O_2：DO_2）を構成する因子を示した式

酸素供給量＝心拍出量（CO）×動脈血酸素含有量（CaO_2）

＝1回心拍出量（SV）×心拍数（HR）×{1.34×ヘモグロビン（HGB）×SaO_2＋（0.003×PaO_2）}

＝前負荷（循環血漿量）×後負荷（末梢血管抵抗：SVR）×心筋収縮特性×HR×{1.34×HGB×SaO_2＋（0.003×PaO_2）}

③ 血圧を規定する因子を示した式

血圧＝心拍出量×後負荷（末梢血管抵抗）

＝SV×HR×SVR

図1 ショックの理解に必須の式

■ 内科医局CR席にて

J1：CR先生，引き続き当直の振り返りをお願いします！

CR：そうしようか．前回はショックの病態生理と鑑別疾患，組織循環不全の所見をまとめたよね．

J1：ここからはいよいよ検査と治療ですね！

CR：そうだね．適切に検査をオーダーして情報を集めつつ，治療を同時並行で進める必要があるんだ．輸液や昇圧薬は非常に有効な治療だよ．当然，原因を突き止めて治療することは大事だけど，初期対応のうちに原因まで判明することは少ないんだよ．

J1：そうなんですね．残念です．

CR：そう落ち込まない．この初期対応での検査が，後々の原因究明につながるので，とても重要なんだ．

症例

専攻医の指導のもと，血液検査，尿検査，血液培養を含めた各種培養検査，動脈血液ガス，胸部X線検査，ベッドサイドエコー検査を行った．この過程でさらに1本の点滴ルートを確保した．検査中に再検したバイタルサインは以下の通り．

意識：JCS I-3，血圧：78/38 mmHg（平均血圧51 mmHg），脈拍数：118回/分，洞性頻脈，呼吸数：30回/分，SpO_2：100％（室内気）．

専攻医は酢酸リンゲル液をクレンメ全開で投与する指示を行いつつ，ベッドサイドエコーを当てた．また看護師に，ノルアドレナリン2 mg/2 mL＋生理食塩水38 mLで20倍希釈のノルアドレナリンを作成し，体重50 kg計算で0.05 γ（3.0 mL/時）で投与開始するよう指示した．

エコー所見：心臓はvisual EF 55～60％，新規の弁膜症なし，心嚢水なし，胸水なし，下大静脈径7/3 mmで呼吸性変動あり，観察範囲内で大動脈内のフラップなし，肺エコーでは気胸なし，両側ともに水腎症なし，膀胱内に尿の貯留なし，体腔内への出血なし．

評価と治療は同時に！

ショックの初期評価と初期治療は同時に行いましょう．診察や検査をしてから輸液を考える，では遅すぎます．まさに頭を働かせながら体を動かすことが要求されます．症例の専攻医のように，治療の指示を適切に出しつつ，原因究明のための検査を行うことで患者の予後は劇的に改善するでしょう．また忘れがちなのが，**バイタルサインの再検**です．血圧低下の場合はすぐにフルモニター装着の指示を出してから評価に入る流れがよいです．検査や指示にばかり夢中になっていると，バイタルサインの増悪に気づかずいつのまにか心肺停止，なんてことも現実には起こりえます．

輸液の種類

前回も輸液をためらわずに投与することの重要性を解説しましたが，今回はその内容にもこだわりましょう．

ショックの場合，まず選択するべき輸液は，晶質液かつ，張度が血液と近い細胞外液です．そのため，生理食塩水よりも乳酸リンゲル液や酢酸リンゲル液などのバランス輸液がよいです．

● 晶質液 vs 膠質液

輸液には晶質液（crystalloid）と膠質液（colloid）があります．晶質液の代表が生理食塩水で，膠質液の代表がアルブミン製剤です．元来，アルブミンなどの膠質液はより高い浸透圧をもち，血管外から血管内に水分を引っ張るため，晶質液よりも少ない量で同等の有効循環血液量増量の効果をもつと考えられていました．しかし，複数のRCTやメタ解析で晶質液でも膠質液でも死亡率には差がないという結果が相次ぎました[1〜4]．また膠質液にはコストが高い，アレルギー反応や凝固障害などの副作用が多いというデメリットがあるため，**現在では晶質液が第一選択となりました．**

● 生理食塩水 vs バランス輸液

では，晶質液のなかではどの輸液がよいのでしょうか．バランス輸液製剤とは，NaとCl濃度が生理食塩水より低く，その代わりに生理的なCaやMgイオンなどを含み，さらに陰イオンのなかに緩衝材として乳酸，酢酸，重炭酸イオンなどが含まれている製剤です．緩衝材として何が含まれているかで，乳酸リンゲル液，酢酸リンゲル液などと分類されます．それぞれの組成を**表1**にまとめます．眺めるとわかるように生理食塩水は血漿と比較して大量のClイオンが含まれており，かつCaやMgなどは一切含まれません．

生理食塩水大量負荷によって起こりうる害を**表2**に示します．これに関しても複数の研究が

表1 代表的な晶質液の輸液組成

電解質 (mmol/L)	Na	K	Cl	Ca	Mg	HCO_3	乳酸	酢酸
血漿	140	4～5	100	2.2	1～2	24	1	0
生理食塩水	154	0	154	0	0	0	0	0
乳酸リンゲル液	130	4	109	3	0	0	28	0
酢酸リンゲル液	130	4	109	3	0	0	0	28
炭酸リンゲル液	130	4	109	3	2	28	0	0

表2 大量生理食塩水輸液の害

有害事象	機序
高Cl性代謝性アシドーシス	大量のCl投与により強イオン差が低下するため
急性腎障害	Cl負荷により腎血管の収縮が起き腎血流や腎皮質組織灌流の低下が起きるため

あり，わかっていることは生理食塩水群では急性腎障害や代謝性アシドーシスが多くなる可能性があるという点です．一方で死亡率などの予後に関しては結論が出ていません[5〜7]．以上から，**敗血症の初期輸液であえて生理食塩水を選択する理由はなくバランス輸液製剤を選択するのがよさそう**，ということがわかります．ただ事前の情報で腎機能障害がある，透析患者など高カリウム血症が疑わしいなどの場合には最初は生理食塩水で対応して，血液ガスなどでカリウム値を確認してからバランス輸液に切り替える，というのは取りうる選択肢でしょう．

輸液の投与経路と速度

輸液の投与経路は少なくとも2本以上を確保しましょう．入院患者であればすでに1本は末梢点滴ルート（時には中心静脈ルート）が確保されている場合も多いと思います．可能なら20G以上の点滴ルートが欲しいところです．なぜならG数によって点滴速度がかなり違ってくるからです．24Gの点滴針ではクレンメ全開で20 mL/分，22Gなら35 mL/分，20Gなら60 mL/分，18Gなら105 mL/分となります（いずれもBD社 Insyte Autoguardのパッケージより）．18Gが理想ですが，**血圧低下の患者では点滴ルート確保困難であることも多いので私は20Gがバランスのよい径だと考えています．**

次に速度ですが，これはクレンメ全開投与，いわゆるボーラス投与で構いません．細胞組織学的にはクレンメ全開投与によってグリコカリックスへの傷害が起こるという説もありますが，実臨床ではいち早く血管内容量を満たすことのメリットが勝ると考えられます．むしろ遠慮して100 mL/時や200 mL/時などにする方が超急性期には害でしょう．著名なSurviving Sepsis Campaign Guidelines2016（SSCG2016）に記載される「1 hour bundle」では，30 mL/kgの細胞外液を急速投与することが推奨されています[8]．「体重50 kgなら1,500 mLの細胞外液を急速投与するのか，多いな」と感じた研修医の先生方は今までの輸液の量が足りない可能性がありますので，注意して覚えておいてください．

昇圧薬：ノルアドレナリンをマスターしよう！

昇圧薬はノルアドレナリン，バソプレシン，ドパミン，フェニレフリン，エフェドリンなどいろいろあって困ってしまいますね．でも大丈夫です．まずは研修医としてノルアドレナリンをマスターしてください．**昇圧薬といったらノルアドレナリン**，と言っても過言ではないです．ノルアドレナリンをベースにするとほかの昇圧薬の特徴や使いどころもわかりやすいです．

● 強いα_1受容体刺激作用＋中等度のβ_1受容体刺激作用

ノルアドレナリンは強いα_1受容体刺激作用があるので，血管が収縮し血圧が上昇します．ここまでは単純ですね．しかし，単にα_1受容体刺激作用のみでは後負荷の上昇によって徐脈＋心拍出量の低下を招く危険性があります．ノルアドレナリンは中等度のβ_1受容体刺激作用があるので心収縮力や心拍数増加作用によりこれらの懸念は払拭されます．まさにショックにはうってつけの薬剤なのです．

● ノルアドレナリンvsドパミン

前述のような薬理作用のため，ノルアドレナリンはショック治療において適切な昇圧薬といえます．一方，敗血症では昔からドパミンが使用されてきた経緯があります．ノルアドレナリンかドパミンか，どちらが最適かは世界中が知りたい命題でしたが，2つのメタ解析によってノルアドレナリンの方が死亡率が低いことが判明し，ほぼ決着がついたようです[9, 10]．

● 投与前に適切な輸液を忘れるな！

昇圧薬をマスターするのは重要ですが，その前に知っておくべきピットフォールがあります．それは，**昇圧薬使用前に十分量の輸液を行うこと**，です．つまり敗血症であれば30 mL/kgの輸液を実行した後，または継続しながら昇圧薬を使用することが重要です．

よく見かけるのは血圧低下に焦ってしまい，500 mLも輸液を投与していない段階からノルアドレナリンを使用しているケースです．十分量の輸液ができていないと，血圧が上がりにくいのみだけでなく血管収縮によって臓器虚血のみが進行していく最悪の事態となります．昇圧薬を使用する準備をしてもらいながら，粛々と輸液は継続しましょう．

■ 内科医局CR席にて

J1：先生，γ計算が覚えられなくて….何かわかりやすい解説はないでしょうか？

CR：そうだね，今月号のコラムはγ計算のわかりやすい解説を載せているので参考にしてね.

J1：今月号？ コラム？ とは….

CR：こっちの話だよ．さあ症例の続きにいこうか！

症例

その後，酢酸リンゲル液を1,000 mLまで投与した段階で，非観血的血圧は98/40 mmHg（平均血圧58 mmHg）まで上昇した．20倍希釈のノルアドレナリンも調整できたため，0.05 γから投与を開始した．また血液培養が採取できた時点でメロペネムを投与開始した．その時点での各種検査は以下の通り．

動脈血液ガス分析（室内気）：pH 7.15，PaO_2 156 Torr，$PaCO_2$ 28 Torr，SaO_2 98 %，HCO_3^- 13.8 mmol/L，Lactate 5.2 mmol/dL，Na^+ 130 mEq/L，Cl^- 90 mEq/L，K^+ 4.5 mEq/L.

血液検査：白血球数 19,000/μL，ヘモグロビン 11.3 g/dL，血小板 25万/μL，アルブミン 2.9 g/dL，BUN 36 mg/dL，Cr 1.5 mg/dL，CRP 28.6 mg/dL，そのほか特記すべき異常なし.

胸部X線：ポータブル，A-P像，骨軟部陰影に異常なし，気胸なし，肺野に明らかな異常なし.

12誘導心電図：心拍数112回/分，洞性頻脈，新規のST変化などはなし．

その後，計1,500 mLの細胞外液を輸液しノルアドレナリンを0.05 γで投与しようとするも平均血圧65 mmHgを保てないため，集中治療室へ入室とした.

敗血症性ショックにおける抗菌薬

敗血症性ショックの根本治療は何でしょうか．そう，抗菌薬ですね．敗血症性ショックにおける抗菌薬治療で重要な点は「**時間**」と「**Targetとなる微生物を外さない**」ことです．

● 時間

1分，1秒でも早く抗菌薬を投与しましょう．また，投与の前に正しい抗菌薬を選択するために血液培養を採取しておく必要があるので，まずは1分1秒でも早く血液培養を採取しましょう．採取にはバイアル製剤を生理食塩水などに溶解するよりも，溶解が容易なバッグ製剤を選ぶなどのちょっとした工夫が大事です．

● Targetを外さない抗菌薬

ショックの場合の抗菌薬投与は生存率に直結するため，遠慮してはいけないと思います．よって緑膿菌を必ずカバーする広域抗菌薬を投与しましょう．おそらくピペラシリン/タゾバクタムかカルバペネムが選択されるでしょう．またMRSAをはじめとしたグラム陽性菌を広くカバーするためにバンコマイシンなどのグリコペプチド系抗菌薬を同時に開始する場面もあります．

重症な敗血症性ショックで発症する場合は，リポポリサッカライド（まさにエンドトキシンそのもの！）を外膜に含むグラム陰性菌が起因菌であることも多いですが，初期治療の段階では完璧に予想することが難しいため，カルバペネム＋バンコマイシンのように幅広くカバーする方法は妥当と思われます．

ショックの初期対応

図2にショックの初期対応をまとめました．血圧低下はコールを受けた時点から対応がはじまっています！ すみやかな輸液の開始，治療と並行した患者評価，その反応性の確認と管理病

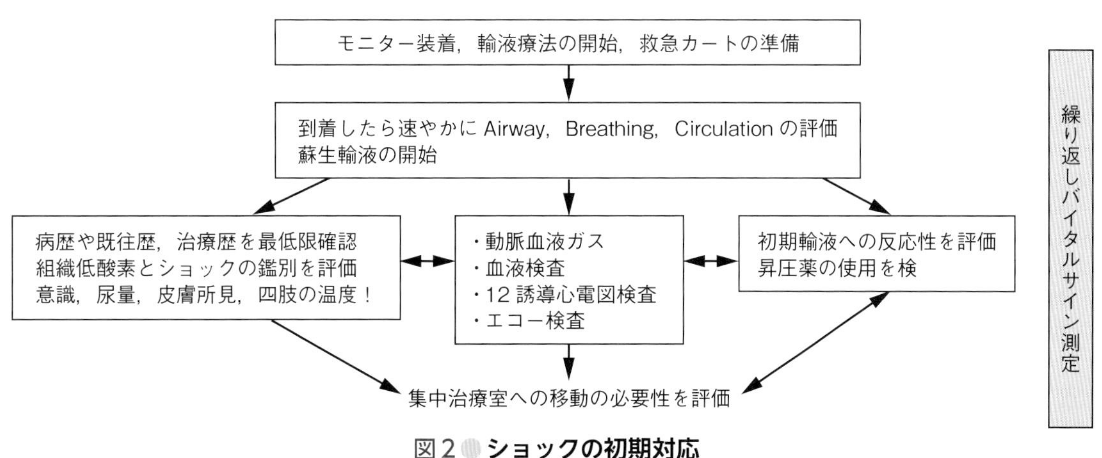

図2 ショックの初期対応

床の決定まで，流れるように最短でこなせるように習熟しましょう．逆に，慣れれば難しいことではありません．

■ **内科医局CR席にて**

CR：ICU入室後はノルアドレナリン0.15 γまで増量したみたいだけど，朝方にかけて徐々に減らせてきているね．今は0.05 γで平均血圧も65 mmHgをしっかりと維持できているみたいだ．先生たちの適切な対応のおかげだね！

J1：私は専攻医の先生についていくのに必死だっただけで…．それにしても長い振り返りをありがとうございます！ いつもこうやってフィードバックがいただけて，成長している実感がもてます．

CR：特に当直対応は，一つひとつのコール内容と対応を振り返って適切なフィードバックをもらうことが即成長につながるからね．

J1：血圧低下・ショックの対応もまだまだ泣きたいくらい怖いですが，今回の内容をマスターして患者さんの予後を悪くしないように頑張ります！

CR：もちろん，前回と今回の２回ですべての血圧低下に対応できるわけではないよ．でも本質は常に同じだから，ぜひ復習しておいてください．

本症例の振り返り

尿路感染症からの敗血症性ショックという，よく遭遇する病態でした．敗血症性ショックはショックの最多の原因であることに加えて，ショック対応を学ぶよい教材でもあります．

おわりに

2回にわたっての血圧低下に関する解説はいかがでしたか．可能な限りすぐに役に立つ，知識やコツを詰め込んだつもりです．この連載が，全国の初期研修医の先生方のお力になれれば幸いです．それが患者のショックの予後改善に寄与することを切に願っています．

Column：γ計算のコツ

私も初期研修医時代はすごくγ計算が苦手でした．それは0.05 γからはじめたり，1 γからはじめたり，非常に複雑なイメージがあったからです．今回はそんな初期研修医時代の藤野青年のようにγ計算に悩む皆さんに，「実践で活用する」ことに重きを置いてわかりやすいγ計算をお伝えしましょう．

まず，臨床で必要なことは次の3つです．

1. **体重を何kgで計算するかを決める**
2. **投与する薬剤を何倍希釈にするかを決める**
3. **X倍希釈とすると，1/X γ＝0.06×体重（kg）mL/時**

体重は10 kg刻み（細かくても5 kg刻み）のわかりやすい体重にしましょう．後で0.06を掛けるため，細かすぎるとシリンジポンプで実現できない速度（小数点第2位まで発生してしまう）となってしまいます．
薬剤を何倍にするかは決まっています．ドパミンは1/3倍希釈（3 mg/mL），ドブタミンやニカルジピンなら等倍（1 mg/mL），ノルアドレナリンなら20倍（0.05 mg/mL）などです．なお最も頻用するノルアドレナリンは，薬剤シリンジの交換頻度を抑えるために，10倍希釈，5倍希釈などより濃い組成もありえます．その場合もγ計算は簡単で，1/XのXを10や5にしていけばよいのです．
例題です，体重52 kgの患者でノルアドレナリン5 mg/5 mLを生理食塩水45 mLに溶解して0.05 γから開始する場合，速度はどうなるでしょうか．上の手順に従えば絶対に間違いません．

1. 50 kgで計算すると決める
2. 5 mg/50 mLとなるので10倍希釈
3. 1/10（＝0.1）γ＝0.06×50（kg）＝3 mL/時

となり0.05 γ＝1.5 mL/時となります．
施設によってはγ計算は使用せず，希釈倍率とmL/時という速度のみの指示で運用されている場所もあるかと思います．ですが，頭のなかで瞬時にγ計算ができれば感覚が狂うこともありません．
そもそもγとは単位のことで，

1 γ＝1 μg/kg/分

を意味します．μgは薬剤の単位，kgは体重の単位，分は時間の単位です．3つの単位が連なっているため非常にややこしいのですが，臨床では「つまり○mL/時なのか？」がもっと重要です．単位を変換すると，

1 γ＝0.06×体重 mg/時

となります．ただし臨床ではmg/時ではなくmL/時が知りたいので，薬剤の組成が1 mg＝X mLとすると（つまりX倍希釈だとすると）

1 γ　＝0.06×体重×X mL/時
1/X γ＝0.06×体重 mL/時

となるわけです．理解できましたか？ この方法で覚えておけば，看護師さんに指示を出す場合でも速度まで瞬時に伝えることができるので非常に効率がよいと思います．ぜひ活用してください．

Take home message

- Ⅰ ショックの輸液治療を理解して実践する！
- Ⅱ ノルアドレナリンマスターになる！
- Ⅲ ショックの初期対応を完全にマスターして実践する！

◆ 引用文献

1）Finfer S, et al：A comparison of albumin and saline for fluid resuscitation in the intensive care unit. N Engl J Med, 350：2247-2256, 2004（PMID：15163774）
↑SAFE studyと呼ばれるアルブミンか生理食塩水かを検討したエポックメイキングな試験です.

2）Annane D, et al：Effects of fluid resuscitation with colloids vs crystalloids on mortality in critically ill patients presenting with hypovolemic shock：the CRISTAL randomized trial. JAMA, 310：1809-1817, 2013（PMID：24108515）
↑SAFE studyから9年のときを経ても結果は変わらず.

3）Perel P, et al：Colloids versus crystalloids for fluid resuscitation in critically ill patients. Cochrane Database Syst Rev：CD000567, 2013（PMID：23450531）
↑Cochraneによるシステマティックレビューでも晶質液がよいと結論付けられています.

4）Caironi P, et al：Albumin replacement in patients with severe sepsis or septic shock. N Engl J Med, 370：1412-1421, 2014（PMID：24635772）

5）Yunos NM, et al：Association between a chloride-liberal vs chloride-restrictive intravenous fluid administration strategy and kidney injury in critically ill adults. JAMA, 308：1566-1572, 2012（PMID：23073953）
↑生理食塩水かバランス輸液かを検討した代表的な研究.

6）Raghunathan K, et al：Association between the choice of IV crystalloid and in-hospital mortality among critically ill adults with sepsis*. Crit Care Med, 42：1585-1591, 2014（PMID：24674927）
↑晶質液の種類を敗血症に絞って検討した研究.

7）Young P, et al：Effect of a Buffered Crystalloid Solution vs Saline on Acute Kidney Injury Among Patients in the Intensive Care Unit：The SPLIT Randomized Clinical Trial. JAMA, 314：1701-1710, 2015（PMID：26444692）
↑すでにAKIがある患者に対する晶質液の種類の検討.

8）Rhodes A, et al：Surviving Sepsis Campaign：International Guidelines for Management of Sepsis and Septic Shock：2016. Intensive Care Med, 43：304-377, 2017（PMID：28101605）
↑2016年のSSCのガイドライン．必読！

9）De Backer D, et al：Dopamine versus norepinephrine in the treatment of septic shock：a meta-analysis*. Crit Care Med, 40：725-730, 2012（PMID：22036860）

10）Vasu TS, et al：Norepinephrine or dopamine for septic shock：systematic review of randomized clinical trials. J Intensive Care Med, 27：172-178, 2012（PMID：21436167）
↑9，10）はノルアドレナリン VS ドパミンに決着をつけた歴史的メタ解析.

Profile

藤野貴久（Takahisa Fujino）
聖路加国際病院 血液内科

2016年福岡大学卒，2017年度ベストレジデント，2019年度内科チーフレジデント，2020年度ベストティーチャー.
自分が初期研修中は当直コールへの対応を体で覚えることで精いっぱいでしたが，現在では病態生理と組合わせて，頭も体も同時にフル回転させることが重要であると痛感する日々です．この連載を通して，皆さんの臨床の手助けになれば幸いです.

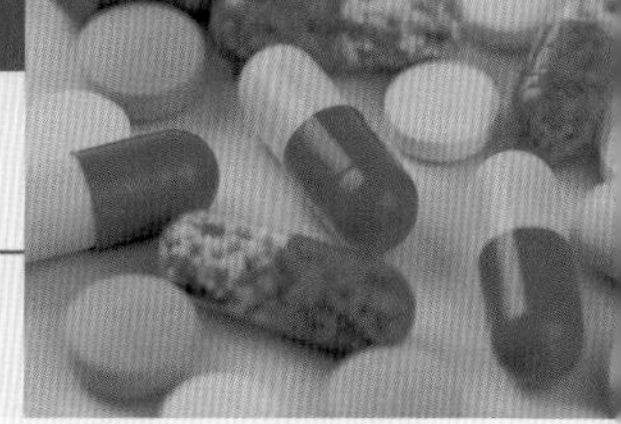

気管支喘息治療薬の正しい使い方

猪島直樹，飛野和則（飯塚病院 呼吸器内科）

◆薬の使い方のポイント・注意点◆

- 喘息治療薬は，長期管理薬（コントローラー）と発作治療薬（レリーバー：発作時に短期間のみ使用する）に大別される．
- コントローラーの中心は吸入ステロイド（inhaled corticosteroid：ICS）である．吸入薬には多くの剤形があり，それぞれの特徴を大まかに把握しておくとアドヒアランス向上に役立つ．しかし，最も重要なのは吸入指導である．発作時には，短時間作用性β2刺激薬（short-acting β2-agonists：SABA）吸入とステロイドの全身投与を行う．これらの薬剤は決して長期連用しない．本稿ではこれらの薬剤を中心に概説する．
- 標準治療ではコントロール不良の難治性喘息が10％程度存在する．その場合は抗体製剤，気管支温熱療法などのより専門的な治療が必要なため，専門医へのコンサルトを検討する．

1．気管支喘息の病態

気管支喘息は「気道の慢性炎症を本態とし，変動性をもった気道狭窄（喘鳴，呼吸困難）や咳などの臨床症状で特徴づけられる疾患」と定義されている[1]．発作性の呼吸困難や喘鳴，反復する咳嗽などの症状に加え，気流制限の可逆性（肺機能検査），気道過敏性の亢進（アストグラフ），喀痰中の好酸球増多，呼気NO上昇などの気道炎症の存在の証明により診断する．

病態の中心である慢性気道炎症には，ヘルパー2型Tリンパ球（Th2）を中心とするアレルギー性の炎症（アレルゲンが特定・推定される）と，自然リンパ球や（ILC）やヘルパー1型Tリンパ球（Th1）などを中心とする非アレルギー性炎症に大別される（**図**）．好酸球をはじめとする種々の炎症細胞，炎症性メディエーター（ロイコトリエン，プロスタグランジンなど），サイトカイン（IL4，IL-5，IL-9，IL-13など）が気道炎症に関与している．結果として気管支平滑筋の収縮，気管支粘膜の浮腫，気道分泌亢進，気道過敏性などが生じ，遷延化すると気管支平滑筋の過形成，気道粘膜の微小血管の増生，基底膜の肥厚，杯細胞の過形成などが引き起こされ，非可逆性となる（リモデリング）[1]．

2．気管支喘息治療薬の作用機序・特徴

1）ICS，ステロイド

ステロイド受容体は全身に分布しており，全身投与を行うと各臓器で作用を発現する．吸入ステロイド（inhaled corticosteroid：ICS）は，粒子径や吸入速度に応じて気管～肺胞まで到達し，気道粘膜に付着する．気道粘液に溶解・拡散した後，粘膜面から組織へ浸透して気道組織の細胞膜を通過し細胞質に入る．細胞質内のグルココルチコイド受容体（GR；主に作用を示すのはGRα）はステロイドと結合すると活性化し，核へ移行後にホモ二量体として種々の遺伝子の上流にある応答配列に結合し，転写を促進または抑制する．また，GRがほかの転写調節因子と相互作用することによって遺伝子発現を調節することも知られている．この結果，炎症に関与するサイトカイン，ケモカイン，炎症性メディエーター産生酵素，接着分子などの活性タンパクの遺伝子発現を抑制し，強い抗炎症，抗アレルギー効果を発揮する．また，気道平滑筋の増殖抑制効果や，β2受容体mRNA発現を亢進し受容体数を増加させβ2刺激薬の効果を高める効果もある．さらに，ICSは局所で強力な作用を発現し，吸収後には容易に代謝されて効果が減弱するという，“アンテドラッグ”とよばれ

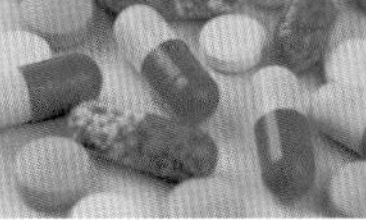

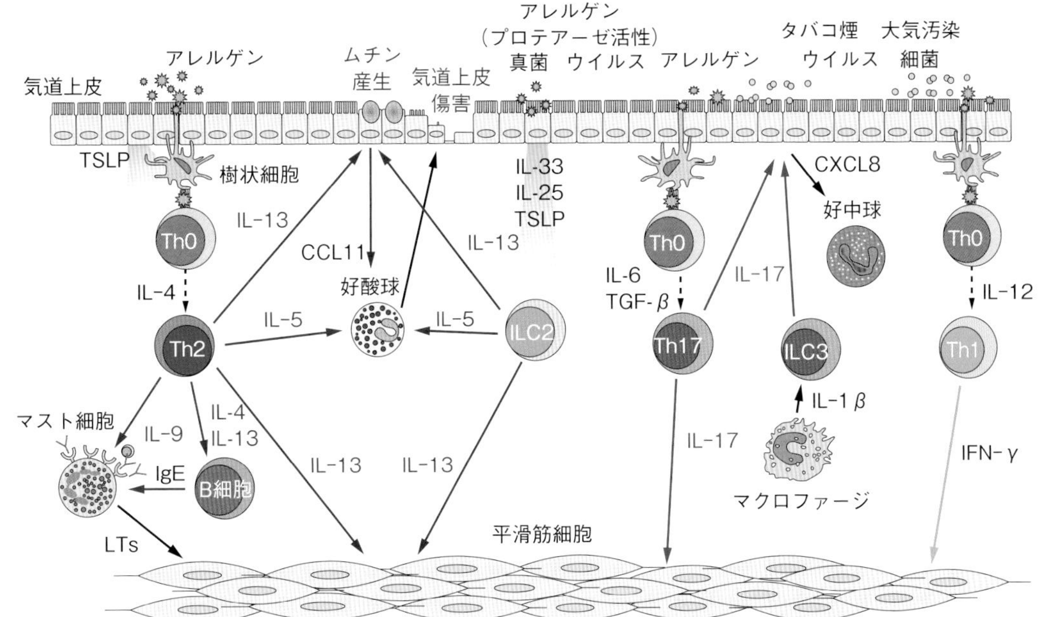

図　喘息の病態

ヘルパー2型Tリンパ球（Th2）を中心とするアレルギー性の炎症と，自然リンパ球や（ILC）やヘルパー1型Tリンパ球（Th1）などを中心とする非アレルギー性炎症に大別される．

IL：interleukin（インターロイキン），IFN：interferon（インターフェロン），LTs：leukotrienes（ロイコトリエン），CCL11：C-C motif chemokine ligand 11/eotaxin 1（エオタキシン1），CXCL8：CXC motif chemokine ligand 8/IL-8（インターロイキン8），TSLP：thymic stromal lymphopoietin（胸腺間質リンパ球増殖因子），TGF：transforming growth factor（トランスフォーミング増殖因子），ILC：innate lymphoid cells（自然リンパ球グループ），Th：helper T cell（ヘルパーT細胞）

文献1より転載.

る特徴をもつ．

喘息に対し，症状や気道過敏性の軽減，呼吸機能の改善，気道炎症やリモデリングを抑制する効果があり，**早期に開始し，継続的に使用することで喘息発作の回数を減少させる**．重症度に応じて用量を増加させることが多く，原則として保険適用上の最高用量を高用量とし，その半分を中用量，その半分を低用量とする．主な副作用としては，ICSが口腔・咽頭部に残存することによる口腔・咽頭カンジダ症や嗄声などがあり，吸入後に必ずうがい・飲水を行うことが予防において重要である．また，妊娠には影響せず，喘息患者の呼吸器感染症の頻度を上げる証拠もない．

2）β2刺激薬

β2受容体はGタンパク結合型の細胞膜貫通型受容体で，中枢から抹消までの気道平滑筋に広く分布している．β2刺激薬がβ2受容体と結合するとGタンパクGsのαサブユニットが活性化し，アデニル酸シクラーゼ活性化，細胞内cAMP増加，プロテインキナーゼA活性化を生じさせ，気道平滑筋の弛緩や抗炎症作用をもたらす．また，GRの核内移行を促進させ，ICSによる抗炎症作用を増強させると考えられている．さらに，線毛運動による気道内分泌液の排泄を促す効果も認められている．

喘息のコントローラーとしては，長時間作用性β2刺激薬（long-acting β2-agonist：LABA）を**必ずICSと併用**する．ICS/LABA配合剤は，治療ステップ2以上で中心となる製剤である．

主な副作用としては振戦，動悸，頻脈などがあり，症状に応じて減量・中止が必要である．また，虚血性心疾患や甲状腺機能低下症，糖尿病などがある場合は，それらの疾患への影響に注意して使用することも重要である．

3）抗コリン薬

気道はコリン作動性神経（迷走神経）支配であり，その受容体であるムスカリン受容体にはM1～M5の5つのサブタイプがある．気道ではM1～M3が重要であり，M1は主に気道壁の神経節，M2は主に神経節後線維末端，M3受容体は気道平滑筋に分布している．気道平滑筋および粘液産生細胞ではM1受容体およびM3受容体が促進性，M2受容体が抑制性に機能し，アセチルコリン（Ach）の放出を制御している．迷走神経が興奮すると副交感神経節後線維末端から放出されたAchが気道平滑筋細胞上のM3受容体を刺激し，ホスホリパーゼC（phospholipase C：PLC）活性化を介してイノシトール1, 4, 5三リン酸の産生を亢進させる．結果として細胞内Ca^{2+}濃度が上昇し，平滑筋が収縮することで気道が収縮する．また，ムスカリン受容体が単量体Gタンパク質であるRhoAを介してRhoAキナーゼを活性化し，ミオシン軽鎖ホスファターゼ（myosin light chain phosphatase：MLCP）を阻害される結果としてCa^{2+}感受性を高め，気道収縮を惹起する経路も存在する．抗コリン薬は気道平滑筋のM3受容体にAchと競合的に結合し，これらの作用を阻害することで気道収縮を抑制する．

喘息のコントローラーとしては，長時間作用性抗コリン薬（long-acting muscarinic antagonist：LAMA）を用いる．LABAと同様に**ICSとの併用が必須**であり，LABAと同等の効果があると報告されている．さらにβ_2刺激薬と併用することで，互いの作用を最大化させる効果（相加効果）があるといわれており，ICS/LABAのみでは症状が残存する症例に追加して使用することで症状や肺機能の改善，増悪予防効果が報告されている[2]．LABAで副作用が出やすい，低肺機能，中等症持続型以上，気道症状が（咳嗽や喀痰）が強い，などの特徴をもつ患者がよい適応と考えられる．

閉塞隅角緑内障および排尿障害のある前立腺肥大症の患者への使用は禁忌であるため，使用の際は注意が必要である．いずれの疾患についても治療により管理可能な状態であればLAMA使用が可能となる場合があり，判断に悩む場合は評価を専門家に依頼すべきである．

4）ロイコトリエン受容体拮抗薬（LTRA）

図に示される通り，喘息の病態においてロイコトリエンが大きな役割を果たしている．ロイコトリエン受容体拮抗薬（leukotriene receptor antagonist：LTRA）は気道に存在するロイコトリエン受容体に作用しその働きを阻害することで，気管支拡張作用をもたらす．また，アレルギー性鼻炎合併喘息，運動誘発喘息，アスピリン喘息患者の管理において非常に有用である．

5）テオフィリン徐放性剤

ホスホジエステラーゼ阻害によるc-AMPの増加，アデノシン受容体拮抗作用，細胞内Ca^{2+}の分布調節などによる気管支平滑筋弛緩作用や，肥満細胞からの気管収縮因子の遊離阻害，横隔膜収縮能の増強等が報告されている．ICSとの併用で相乗効果が得られることも報告されている．ただし治療域と中毒域の差が小さく，年齢（乳幼児や高齢者），併存症，併用薬などさまざまな要因で血中濃度が変動しやすい性質をもつため，慎重な適応判定やモニタリングが必要となる．副作用を回避するには100 mg錠を2～3回/日で開始し，効果が不十分なら200 mgを2回/日まで増量し血中濃度測定を行う（目標5～15 μg/mL）．重症例では，慎重にモニタリングしつつ500～600 mg/日へと100 mg単位（分2～3）で増量する．

6）生物学的製剤

現在わが国ではオマリズマブ（ゾレア®，抗IgEモノクローナル抗体），メポリズマブ（ヌーカラ®，抗IL-5モノクローナル抗体），ベンラリズマブ（ファセンラ®，抗IL-5α受容体モノクローナル抗体），デュピルマブ（デュピクセント®，抗IL-4/IL-13受容体モノクローナル抗体）の4つの製剤が使用可能である．それぞれが**図**内の対応する分子を標的に阻

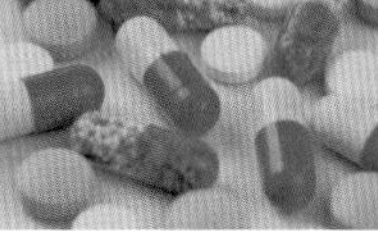

表1　喘息治療ステップごとの治療薬剤

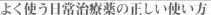

<table>
<tr><th></th><th></th><th>治療ステップ1</th><th>治療ステップ2</th><th>治療ステップ3</th><th>治療ステップ4</th></tr>
<tr><td rowspan="5">長期管理薬</td><td rowspan="4">基本治療</td><td>ICS（低用量）
上記が使用できない場合，以下のいずれかを用いる</td><td>ICS（低〜中用量）
上記で不十分な場合に以下のいずれか1剤を併用</td><td>ICS（中〜高用量）
上記に下記のいずれか1剤，あるいは複数を併用</td><td>ICS（高用量）
上記に下記の複数を併用</td></tr>
<tr><td></td><td>LABA（配合剤使用可*5）
LAMA*6</td><td>LABA（配合剤使用可*5）
LAMA*6</td><td>LABA（配合剤使用可）
LAMA*6</td></tr>
<tr><td>LTRA
テオフィリン徐放製剤
※症状が稀なら必要なし</td><td>LTRA
テオフィリン徐放製剤</td><td>LTRA
テオフィリン徐放製剤</td><td>LTRA
テオフィリン徐放製剤</td></tr>
<tr><td></td><td></td><td></td><td>抗IgE抗体*2, 7
抗IL-5抗体*7, 8
抗IL-5R α抗体*7
経口ステロイド*3, 7
気管支熱形成術*7, 9</td></tr>
<tr><td>追加治療</td><td colspan="4">LTRA以外の抗アレルギー薬*1</td></tr>
<tr><td colspan="2">発作治療*4</td><td>SABA</td><td>SABA*5</td><td>SABA*5</td><td>SABA</td></tr>
</table>

ICS：吸入ステロイド，LABA：長時間作用性β_2刺激薬，LAMA：長時間作用性抗コリン薬，LTRA：ロイコトリエン受容体拮抗薬，SABA：短時間作用性吸入β_2刺激薬，抗IL-5R α抗体：抗IL-5受容体α鎖抗体

＊1：抗アレルギー薬とは次を指す．メディエーター遊離抑制薬，ヒスタミンH_1受容体拮抗薬，トロンボキサンA_2阻害薬，Th2サイトカイン阻害薬．

＊2：通年性吸入アレルゲンに対して陽性かつ血清総IgE値が30〜1,500 IU/mLの場合に適用となる．

＊3：経口ステロイドは短期間の間欠的投与を原則とする．短期間の間欠投与でもコントロールが得られない場合は必要最小量を維持量とする．

＊4：軽度発作までの対応を示し，それ以上の発作については文献1の「急性増悪（発作）への対応（成人）」の項を参照．

＊5：ブデソニド/ホルモテロール配合剤で長期管理を行っている場合は同剤を発作治療にも用いることができる．長期管理と発作治療を合わせて1日8吸入までとするが，一時的に1日合計12吸入まで増量可能である．ただし，1日8吸入を超える場合は速やかに医療機関を受診するよう患者に説明する．

＊6：チオトロピウム臭化物水和物のソフトミスト製剤．

＊7：LABA，LTRAなどをICSに加えてもコントロール不良の場合に用いる．

＊8：成人および12歳以上の小児に適応がある．

＊9：対象は18歳以上の重症喘息患者であり，適応患者の選定は日本呼吸器学会専門医あるいは日本アレルギー学会専門医が行い，手技は日本呼吸器内視鏡学会気管支鏡専門医の指導の下で入院治療において行う．

文献1より転載．

害することで効果を発揮する．

3．薬の種類

前提として，喘息の治療ステップを**表1**に示す．

1）吸入薬（ICS，LABA，LAMA）

喘息に保険適用のある薬剤を**表2**に示す（2021年5月現在）．薬剤ごとの特性もさることながら**吸入デバイスの特性も非常に重要であり，その特性を把握して選択する**（**表3**）．いずれの製剤も，最大限呼出した後に最大限吸入し，約10秒間息こらえをしてゆっくり吐き出す．ドライパウダー吸入器（dry powder inhaler：DPI）の場合は吸入のために一定以上の吸入流速が必要であり（**表4**），高齢者や幼児では注意が必要なため注意する．エアゾール製剤の場合は，患者の理解度に合わせスペーサーの使用も検討する．6歳未満または65歳以上の喘息患者でICSを服用する場合，初回のみスペーサー（実費で2,000〜3,000円）が保険適用とすることが可能である（喘息治療管理料2）．

2）ロイコトリエン受容体拮抗薬（LTRA）

プランルカスト（オノン®など），モンテルカスト（キプレス®，シングレア®など）がある．剤形にカプセル剤，錠剤，OD錠，細粒剤，チュアブル錠があり，患者に合わせて選択する．

表2　ICSの種類を基準とした，喘息に適応のある各種吸入製剤（ICSは開発年代順で表記）

ICS	SABA	LABA	ICS/LABA	LAMA	ICS/LABA/LAMA
キュバール™エアゾール*1（ベクロメタゾンプロピオン酸エステル：BDP）					
パルミコート®タービュヘイラー®*2 パルミコート®吸入液（ブデソニド：BUD）			シムビコート®タービュヘイラー®*2（BUD/ホルモテロール：FORM）		
フルタイド ロタディスク*2 フルタイド ディスカス*2 フルタイド エアゾール*1 （フルチカゾンプロピオン酸エステル：FP）		セレベント ロタディスク®*2 セレベント ディスカス*2 （サルメテロール：SM）	アドエア ディスカス*2 アドエア エアゾール*1 （FP/SM）		
			フルティフォーム®エアゾール*1（FP/FORM）		
オルベスコ®インヘラー*1（シクレソニド：CIC）					
アズマネックス®ツイストヘラー®*2（モメタゾンフランカルボン酸エステル：MF）			アテキュラ®吸入用カプセル*1（MF/インダカテロール：IND）		エナジア®吸入用カプセル*1（MF/IND/グリコピロニウム：GLY）
アニュイティ エリプタ*2（フルチカゾンフランカルボン酸エステル：FF）			レルベア エリプタ*2（FF/ビランテロール：VI）		テリルジー エリプタ*2（FF/VI/ウメクリジニウム：UMEC）
	サルタノール インヘラー*1 ベネトリン （サルブタモール） メプチンエアー®*1 メプチンキッドエアー®*1 メプチン®スイングヘラー®*2 メプチン®吸入液 （プロカテロール） ベロテック®エロゾル*1 （フェノテロール）				
				スピリーバ®レスピマット®*3（チオトロピウム：TIO）	

＊1：加圧噴霧式定量吸入器（pMDI），＊2：ドライパウダー定量吸入器（DPI），＊3：ソフトミスト定量吸入器（SMI）

3）テオフィリン徐放製剤

テオドール®，テオロング®，ユニフィル®LA，ユニコン®などがある.

4）生物学的製剤

わが国で使用可能な4製剤の特徴を**表5**に示す.

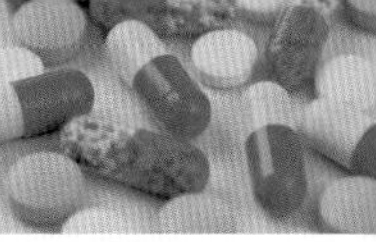

表3　各種吸入デバイスの特徴とメリット，デメリット

	加圧式定量噴霧吸入器（pressurized meterdose inhaker：pMDI）	ドライパウダー吸入器（dry powder inhaler：DPI）	ソフトミスト吸入器（soft mist inhaler：SMI）
特徴と種類	・息を吸うタイミングに合わせてボンベの底を押し，霧状の薬剤を噴射させて吸入する ・吸入の際，ボンベを押すタイミングと吸気開始を合わせつつ，ゆっくりと吸入することが重要	・粉状の薬剤を自分の吸入力によってデバイスから吸入する	・霧を緩徐に生成し噴霧させることで，有効成分を効果的に肺へ送達する
	<デバイス> ・インヘラー，エアゾール，エアー	<デバイス> ・ディスクヘラー/ロタディスク，ディスカス，タービュヘイラー，ツイストヘラー，ハンディヘラー，ブリーズヘラー，スイングヘラー，エリプタ	<デバイス> ・レスピマット
メリット	・小型軽量で持ち運びしやすい ・呼吸機能が低下していても吸入しやすい	・pMDIのように吸気を同期させる必要がない ・カウンターがついている製剤が多く，カプセルやブリスターに1回分の薬剤が入っているものもあり，残量の把握がしやすい ・スペーサーなどの吸入補助具不要	・小型軽量で持ち運びしやすい ・呼吸機能が低下していても吸入しやすい ・噴霧時間が長く，比較的タイミングを合わせやすい
デメリット	・吸入のタイミングを合わせることが難しい（特に高齢者や幼児ではスペーサーを併用するべき） ・口の中に薬剤が残りやすい ・配合されているエタノールなどの刺激で喘息発作を誘発することがある	・一定以上の吸気流速を要するため，高齢者や幼児で難しい場合がある	・セットなど事前の作業が必要で，操作がやや難しい

表4　DPI各種吸入デバイスの吸入に必要な吸気流速

DPIデバイス	必要な吸気速度（L/分）
ディスクヘラー/ロタディスク	60以上
ディスカス	30以上
エリプタ	
タービュヘイラー	
ツイストヘラー	20以上
スイングヘラー	
ブリーズヘラー	

4．薬の選び方・使い方

1）長期管理薬

未治療の症例では，**表6**に基づいて重症度を分類し，それぞれ対応する治療ステップを導入する．治療中の症例では，**表7**をもとに重症度を分類し治療ステップを調整する．各治療ステップのベースはICSの推奨量（**表1**）であり，それに基づいた吸入薬の分類を**表8**に示す．長期管理の目的はコントロール良好状態を維持することであり，その指標を**表9**に示す．治療開始または治療調整後，1カ月以内に状態を再判定し，コントロール良好に到達できていなければステップアップを考慮する．3～6カ月コントロール良好な状態が持続する場合は，ステップダウンを試みる．

以下に治療ステップの具体例を示す．吸入薬については**表8**を参照されたい．

❶ 治療ステップ1：ICS低用量±LTRA or テオフィリン徐放製剤

原則としてICS低用量を使用する．抗炎症作用のないSABA頓用のみで治療していると，その後重症発作を生じたり，長期経過で気道リモデリングをきたしたりしてしまうためである．

表5　気管支喘息で用いられる生物学的製剤の特徴

	ゾレア®（オマリズマブ，Omalizumab）	ヌーカラ®（メポリズマブ，Mepolizumab）	ファセンラ®（ベンラリズマブ，Benralizumab）	デュピクセント®（デュピルマブ，Dupilumab）
機序	抗IgEモノクローナル抗体	抗IL-5 モノクローナル抗体	抗IL-5α受容体 モノクローナル抗体	抗IL-4/IL-13受容体 モノクローナル抗体
用法	2～4週間ごと皮下注	4週間ごと皮下注	初期2カ月は4週間ごと，以降は8週間ごと皮下注	2週間ごと皮下注
用量	血清総IgE値と体重に応じて投与する	固定用量 100 mg	固定用量 30 mg	初回600 mg，2回目以降は固定用量300 mg
剤形	プレフィルドシリンジ	プレフィルドシリンジ ペン	プレフィルドシリンジ	プレフィルドシリンジ ペン
薬価	75 mg　23,128円 150 mg　45,578円	100 mg　175,684円	30 mg　351,535円	300 mg　81,640円
	11,564～364,624円/月	175,684円/月	351,535円/月 3カ月～175,768円/月	初回　163,280円 以降　81,640円
適応	<気管支喘息> ・高用量の吸入ステロイドおよび複数の喘息治療薬を併用しても症状が安定しない ・通年性吸入抗原に陽性を示す ・体重及び初回投与前血清中総IgE濃度が投与量換算表で定義される基準を満たす	<気管支喘息> ・高用量の吸入ステロイドとその他の長期管理薬を併用しても，全身性ステロイドの投与等が必要な喘息増悪をきたす ・投与前の血中好酸球数が多いほど本剤の気管支喘息増悪発現に対する抑制効果が大きい（>300/μL）	<気管支喘息> ・高用量の吸入ステロイドとその他の長期管理薬を併用しても，全身性ステロイドの投与等が必要な喘息増悪をきたす ・投与前の血中好酸球数が多いほど本剤の気管支喘息増悪発現に対する抑制効果が大きい ・投与前の血中好酸球数が少ない患者では，十分な気管支喘息増悪抑制効果が得られない可能性がある	<気管支喘息> ・中用量または高用量の吸入ステロイドとその他の長期管理薬を併用しても，全身性ステロイドの投与等が必要な喘息増悪をきたす ・投与前の2型炎症に関連するバイオマーカー（血中好酸球数，FeNO，IgE等）の値と有効性の関係を十分に理解し，患者の当該バイオマーカーの値を考慮したうえで，適応患者の選択を行う
他	・蕁麻疹	・好酸球性多発血管炎性肉芽腫症		・アトピー性皮膚炎 ・鼻茸を伴う慢性副鼻腔炎
小児	・6歳以上の小児	・6歳以上の小児	—	・12歳以上

表6　未治療の臨床所見による喘息重症度の分類（成人）

重症度[*1]		軽症間欠型	軽症持続型	中等症持続型	重症持続型
喘息症状の特徴	頻度	週1回未満	週1回以上だが毎日ではない	毎日	毎日
	強度	軽度で短い	月1回以上日常生活や睡眠が妨げられる	週1回以上日常生活や睡眠が妨げられる	日常生活に制限
				しばしば増悪	しばしば増悪
	夜間症状	月に2回未満	月に2回以上	週1回以上	しばしば
PEF FEV_1[*1]	%FEV1, %PEF	80%以上	80%以上	60%以上 80%未満	60%未満
	変動	20%未満	20～30%	30%を超える	30%を超える
対応する初期治療		ステップ1	ステップ2	ステップ3	ステップ4

＊1：いずれか1つが認められればその重症度と判断する．

＊2：症状からの判断は重症例や長期罹患例で重症度を過小評価する場合がある．呼吸機能は気道閉塞の程度を客観的に示し，その変動は気道過敏性と関連する．$\%FEV_1$ =（FEV_1測定値/FEV_1予測値）× 100，%PEF =（PEF測定値/PEF予測値または自己最良値）× 100.

文献1より一部改変して転載．

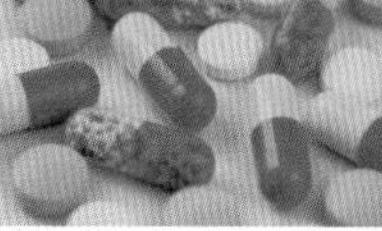

表7　現在の治療を考慮した喘息重症度の分類（成人）

	現在の治療ステップ			
現在の治療における患者の症状	治療ステップ1	治療ステップ2	治療ステップ3	治療ステップ4
コントロールされた状態＊1 ・症状を認めない ・夜間症状を認めない	軽症間欠型	軽症持続型	中等症持続型	重症持続型
軽症間欠型相当＊2 ・症状が週1回未満である ・症状は軽度で短い ・夜間症状は月に2回未満である	軽症間欠型	軽症持続型	中等症持続型	重症持続型
軽症持続型相当＊3 ・症状が週2回以上だが，毎日ではない ・症状が月1回以上で日常生活や睡眠が妨げられる ・夜間症状が月2回以上ある	軽症持続型	中等症持続型	重症持続型	重症持続型
中等症持続型相当＊3 ・症状が毎日ある ・短時間作用性吸入β_2刺激薬がほとんど毎日必要である ・週1回以上，日常生活や睡眠が妨げられる ・夜間症状が週1回以上ある	中等症持続型	重症持続型	重症持続型	最重症持続型
重等症持続型相当＊3 ・治療下でもしばしば増悪する ・症状が毎日ある ・日常生活が制限される ・夜間症状がしばしばある	重症持続型	重症持続型	重症持続型	最重症持続型

＊1：コントロールされた状態が3～6カ月以上維持されていれば，治療のステップダウンを考慮する．
＊2：各治療ステップにおける治療内容を強化する．
＊3：治療のアドヒアランスを確認し，必要に応じ是正して治療をステップアップする．
文献1より転載．

【処方例】

- ICS：**表8**のステップ1推奨薬剤のうちいずれかを選択する．
- LTRA：
  モンテルカスト（**シングレア**®錠）1回10 mg 1日1回　眠前
  プランルカスト（**オノン**®カプセル）1回225 mg 1日2回　朝夕食後
- テオフィリン徐放製剤：
  テオフィリン（**テオドール**®錠）1回100 mg 1日2回　朝夕食後で開始
  状態をみながら1回200 mg 1日2回まで増量し血中濃度を測定する（目標5～15 μg/mL）
  1日1回就寝前服用も可

❷ 治療ステップ2：ICS低～中用量±LABA or LAMA or LTRA or テオフィリン徐放製剤

ICS低～中用量を用い，コントロール不十分な場合に❶の処方例で示したいずれかの製剤を追加する．

【処方例】

- ICS，ICS/LABA，ICS＋LAMA：**表8**のステップ2に該当する薬剤のうちいずれか（配合剤を含め），またはICS単剤＋LAMA（チオトロピウム）を選択する．**シムビコート**®**タービュヘイラー**®を1回2吸入・1日2回で使用している場合は，症状増悪時に1日4吸入まで追加することができる（SMART療法）．
- LTRA：❶と同様
- テオフィリン徐放製剤：❶と同様

❸ 治療ステップ3：ICS中～高用量に加え，LABA・LAMA・LTRA・テオフィリン徐放製剤のうちいずれか1剤または複数を追加する

表8　喘息に適応のあるICS配合吸入薬の治療ステップ別推奨量

薬剤名	商品名	治療ステップ1	治療ステップ2	治療ステップ3	治療ステップ4
ブデソニド（BUD）	パルミコート®タービュヘイラー®（BUD）	200 μg/日	200～400 μg/日	400～800 μg/日	800～1600 μg/日
	パルミコート®吸入液（BUD）	0.5 mg/日	0.5～1.0 mg/日	1.0～2.0 mg/日	2.0 mg/日
	シムビコート®タービュヘイラー®（BUD/FOR）	–	1回1～2吸入，2回/日	1回2～4吸入，2回/日	1回4吸入，2回/日
フルチカゾンプロピオン酸エステル（FP）	キュバール™エアゾール	100 μg/日	100～200 μg/日	200～400 μg/日	400～800 μg/日
	フルタイド ディスカス/エアゾール（FP）	100 μg/日	100～200 μg/日	200～400 μg/日	400～800 μg/日
	アドエア ディスカス（FP/SAL）：1回1吸入，2回/日	–	100～250 ディスカス	250～500 ディスカス	500ディスカス
	アドエア エアゾール（FP/SAL）：1回2吸入，2回/日	–	50～125 エアゾール	125～250 エアゾール	250エアゾール
フルチカゾンフランカルボン酸エステル（FF）	アニュイティ エリプタ（FF）：1回1吸入，1回/日	100 μgエリプタ	100～200 μg エリプタ	100～200 μg エリプタ	200 μgエリプタ
	レルベア エリプタ（FF/VI）：1回1吸入，1回/日	–	100～200 エリプタ	100～200 エリプタ	200エリプタ
	テリルジー エリプタ（FF/VI/UMEC）：1回1吸入，1回/日	–	–	100～200 エリプタ	200エリプタ
シクレソニド（CIC）	オルベスコ®インヘラー	100 μg/日	100～200 μg/日	200～400 μg/日	400～800 μg/日
モメタゾンフランカルボン酸エステル（MF）	アズマネックス®ツイストヘラー®（MF）	100 μg/日	100～200 μg/日	200～400 μg/日	400～800 μg/日
	アテキュラ®吸入用カプセル（MF/IND）：1回1吸入，1回/日	低用量（80 μg）	低用量～中用量（80～160 μg）	中用量～高用量（160～320 μg）	高用量（320 μg）
	エナジア®吸入用カプセル（MF/IND/GLY）：1回1吸入，1回/日	–	–	中用量～高用量（80～160 μg）	高用量（160 μg）

FOR：ホルモテロール，GLY：グリコピロニウム，IND：インダカテロール，SAL：サルメテロール，UMEC：ウメクリジニウム，VI：ビランテロール

表9　喘息コントロール状態の評価

	コントロール良好（すべての項目が該当）	コントロール不十分（いずれかの項目が該当）	コントロール不良
喘息症状（日中及び夜間）	なし	週1回以上	コントロール不十分の項目が3つ以上当てはまる
発作治療薬の使用	なし	週1回以上	
運動を含む活動制限	なし	あり	
呼吸機能（FEV_1およびPEF）	予測値あるいは自己最良値の80%以上	予測値あるいは自己最良値の80%未満	
PEFの日（週）内変動	20%未満*1	20%以上	
増悪（予定外受診，救急受診，入院）	なし	年に1回以上	月に1回以上*2

＊1：1日2回測定による日内変動の正常上限は8%である．
＊2：増悪が月に1回以上あればほかの項目が該当しなくてもコントロール不良と評価する．
文献1より転載．

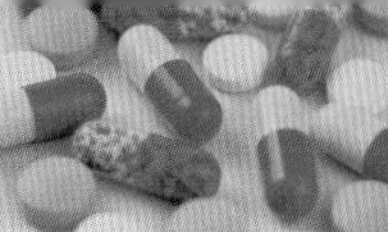

【処方例】

- ICS，ICS/LABA，ICS＋LAMA，ICS/LABA/LAMA：**表8**のステップ3に該当する薬剤のうちいずれか（配合剤を含め），またはICS単剤＋LAMA（チオトロピウム）を選択する．**シムビコート®**タービュヘイラー®を1回2吸入・1日2回で使用している場合は，症状増悪時に1日4吸入まで追加することができる（SMART療法）．
- LTRA：❶と同様
- テオフィリン徐放製剤：❶と同様

❹ 治療ステップ4：ICS高用量に加え，LABA・LAMA・LTRA・テオフィリン徐放製剤・生物学的製剤・気管支温熱形成術のうち，複数の治療を追加する

【処方例】

- ICS，ICS/LABA，ICS＋LAMA，ICS/LABA/LAMA：**表8**のステップ3に該当する薬剤のうちいずれか（配合剤を含め），またはICS単剤＋LAMA（チオトロピウム）を選択する
- LTRA：❶と同様
- テオフィリン徐放製剤：❶と同様
- 生物学的製剤：ほかの治療を行っても管理困難で，Th2型炎症（特にIgE値と末梢血好酸球数を参考に判断する）が強い場合に検討する．実際の使用には専門医の判断を仰ぐ必要があるため，本稿では詳細は省略する．
- 気管支温熱形成術：ほかの治療を行っても管理困難で，非Th2型炎症（特にIgE値と末梢血好酸球数を参考に判断する）の場合に検討する．実際の治療は専門医が行う必要があるため，本稿では詳細は省略する．

2）発作時の治療薬

発作時はその強度を**表10**に従って評価し，対応する下記処方を行う．

❶ 短時間作用性β2刺激薬（SABA）

短時間作用性β2刺激薬（short-acting β2-agonists：SABA）短時間で気道拡張を促す作用があり，喘息発作時の第一選択薬として使用される．喘息発作時は気道狭窄による吸気時間の減少と気道狭窄の不均一分から，通常の吸入のみでは必要な部位に有効量の薬剤が供給されない可能性が考えられるため，可能であればネブライザーによる吸入が望まれる．また，シムビコート®タービュヘイラー®を1回2吸入1日2回で使用している場合（治療ステップ2～3）は，症状増悪時に1日4吸入まで追加することができる（SMART療法）．

【処方例】

- プロカテロール（**メプチンエアー®**）10 μg/パフを2パフ．20分おきに2回反復可．
- ブテソニド/ホルモテロールフマル酸塩水和物（**シムビコート®**タービュヘイラー®）1吸入し，数分経過しても改善がなければ1吸入追加．
- サルブタモール（ベネトリン吸入液0.5％0.3 mL＋生理食塩水3 mL）ネブライザーで吸入し，改善が乏しければ20～30分おきに2～3回反復吸入可．脈拍が130/分を超えないよう注意する．

❷ ステロイド全身投与

発作時の抗炎症療法として，経口または静注薬による全身ステロイド投与が推奨される．ステロイド製剤にはリン酸エステルであるデキサメタゾンとベタメタゾン，コハク酸エステルであるヒドロコルチゾンとメチルプレドニゾロンがある．コハク酸エステル製剤はアスピリン喘息に使用すると喘息が増悪するリスクがあるため，事前の確認が必要である．**詳細不明の場合はリン酸エステル製剤の使用が望ましい**．

【処方例】

- プレドニゾロン（**プレドニン®**）
  0.5 mg/kg 1日1回服用（受診後すぐ内服し，翌日以降は朝食後に服用する）
- デキサメタゾン（**デカドロン®**）
  4～8 mg＋生理食塩水100 mL　1時間かけて投与，以後6～12時間ごとに点滴
- ベタメタゾン（**リンデロン®**）
  4～8 mg＋生理食塩水100 mL　1時間かけて投与，以後6～12時間ごとに点滴
- ヒドロコルチゾン（**ソル・コーテフ®**）
  200～500 mg＋生理食塩水100 mL　1時間かけて投与，以後4～6時間ごとに100～200 mgを点滴
- メチルプレドニゾロン（**ソル・メドロール®**）
  40～125 mg＋生理食塩水100 mL　1時間かけて投与，以後4～6時間ごとに40～80 mgを点滴

表10　喘息発作の強度と治療・管理

治療ステップ	発作強度	呼吸困難	動作	SpO_2	治療	管理
1	喘鳴／息苦しい	急ぐと苦しい 動くと苦しい	ほぼ普通	96％以上	β_2刺激薬吸入，頓用＊1 ブデソニド／ホルモテロール吸入薬追加 （SMART療法） テオフィリン薬頓用	医師による指導のもとで自宅治療可
	軽度（小発作）	苦しいが 横になれる	やや困難			
2	中等度（中発作）	苦しくて 横になれない	かなり困難 かろうじて 歩ける	91～95％	β_2刺激薬ネブライザー吸入反復＊2 0.1％アドレナリン（ボスミン®）皮下注＊3 アミノフィリン点滴静注＊4 ステロイド全身投与＊5 酸素投与	救急外来 ・1時間で症状が改善すれば帰宅 ・2～4時間で反応不十分 ・1～2時間で反応なし 入院治療→高度喘息症状治療へ
3	高度（大発作）	苦しくて 動けない	歩行不能 会話困難	90％以下	0.1％アドレナリン（ボスミン®）皮下注＊3 アミノフィリン持続点滴＊4 ステロイド全身投与反復＊5 酸素投与 β_2刺激薬ネブライザー吸入反復＊2	救急外来 ・1時間以内に反応なければ入院治療 ・悪化すれば重篤症状の治療へ
4	重篤	呼吸減弱 チアノーゼ 呼吸停止	会話不能 体動不能 錯乱，失禁 意識障害		上記治療継続 症状，呼吸機能悪化で挿管＊6 酸素吸入にもかかわらずPaO_2 50 mmHg以下および／または意識障害を伴う急激な$PaCO_2$の上昇 人工呼吸＊6 気管支洗浄 全身麻酔（イソフルラン・セボフルラン）を考慮	直ちに入院，ICU管理

治療目標が1時間以内に達成されなければ治療のステップアップを検討する．

＊1：β_2刺激薬pMDI 1～2パフ，20分おき2回反復可．

＊2：β_2刺激薬ネブライザー吸入：20～30分おきに反復する．脈拍を130/分以下に保つようにモニターする．

＊3：0.1％アドレナリン（ボスミン®）：0.1～0.3 mL皮下注射20～30分間隔で反復可．脈拍は130/分以下にとどめる．虚血性心疾患，緑内障〔開放隅角（単性）緑内障は可〕，甲状腺機能亢進症では禁忌，高血圧の存在下では血圧，心電図モニターが必要．

＊4：アミノフィリン点滴静注は125～250 mgを生理食塩水または糖液200～250 mLに入れて1時間程度で点滴投与する．副作用（頭痛，吐気，動悸，期外収縮など）の出現で中止．発作前にテオフィリン製剤が投薬されている場合は半量以下に減量する．持続点滴では前記の点滴後125～250 mgを5～7時間で点滴しテオフィリン濃度が8～20 μg/mLになるよう濃度モニターし中毒症状の発現で中止する．

＊5：ステロイド静注：ヒドロコルチゾン200～500 mg，メチルプレドニゾロン40～125 mg，デキサメタゾン，あるいはベタメタゾン4～8 mgを点滴静注．以後必要に応じて，ヒドロコルチゾン100～200 mgまたはメチルプレドニゾロン40～80 mgを4～6時間ごとに，あるいはデキサメタゾンあるいはベタメタゾン4～8 mgを6時間ごとに点滴静注，またはプレドニゾロン0.5 mg/kg/日，経口．

＊6：気管内挿管，人工呼吸装置の装着は，緊急処置としてやむを得ない場合以外は複数の経験ある専門医により行われることが望ましい．

文献1より一部改変して転載．

❸ アミノフィリン

ステロイド投与で改善しない発作において有用であるといわれている．初回投与時はアミノフィリン6 mg/kgと等張補液薬200～250 mLを1時間で点滴静注し，中毒症状（頭痛，吐き気，動悸，期外収縮など）の出現で中止する．発作前にテオフィリン製剤が十分に投与されている場合は，アミノフィリンを半量もしくはそれ以下に減量する．**テオフィリン服用患者では可能な限り血中濃度を測定**する．第1回の点滴に続く持続点滴はアミノフィリン250 mgを5～

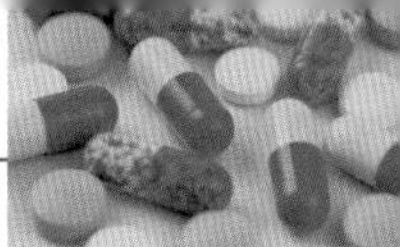

7時間（およそ0.6～0.8 mg/kg/時）で点滴し，血中テオフィリン濃度が10～20 μg/mL（最大限の薬効を得るには15～20 μg/mL）になるように血中濃度をモニターし，中毒症状が出現した際は中止する．

【処方例】

・アミノフィリン（アミノフィリン静注など）
　初回：6 mg/kg＋生理食塩水200～250 mL 1/2量を15分間程度，残量を45分間程度で点滴
　持続：250 mg＋生理食塩水250 mL 5～7時間（0.6～0.8 mg/kg/時）で点滴

❹ 0.1％アドレナリン皮下注

中発作以上で使用可．0.1～0.3 mL皮下注射を20～30分間隔で反復可能．脈拍は130/分以下にとどめる．高血圧の存在下では血圧，心電図モニタリングが必要．虚血性心疾患，緑内障〔開放隅角（単性）緑内障は可〕，甲状腺機能亢進症では禁忌である．

【処方例】

・0.1％アドレナリン（ボスミン®）
　0.1～0.3 mL皮下注射 20～30分間隔で反復投与
　3回目まで投与し，4回目以上使用する場合は専門医に相談する

文　献

1）「喘息予防・管理ガイドライン2018」（一般社団法人日本アレルギー学会喘息ガイドライン専門部会/監），協和企画，2018
2）Mahler DA, et al：Concurrent use of indacaterol plus tiotropium in patients with COPD provides superior bronchodilation compared with tiotropium alone：a randomised, double-blind comparison. Thorax, 67：781-788, 2012（PMID：22544891）

【著者プロフィール】
猪島直樹（Naoki Inoshima）
飯塚病院 呼吸器内科

飛野和則（Kazunori Tobino）
飯塚病院 呼吸器内科

Book Information

咳の診かた、止めかた

ガイドラインだけではわからない日常診療の疑問に答えます！

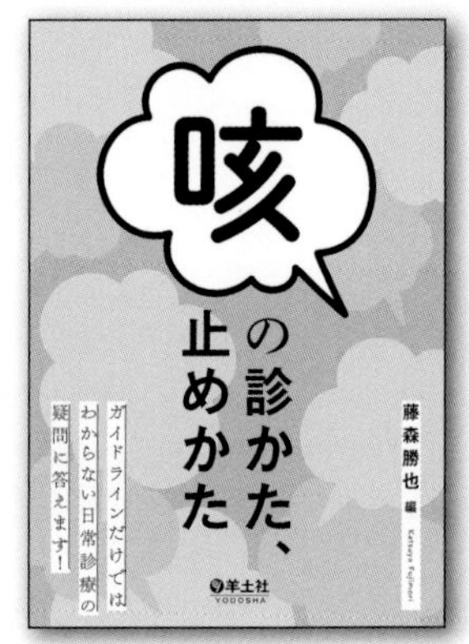

藤森勝也／編

□ 定価4,620円（本体4,200円+税10%）　□ B5判　□ 247頁
□ ISBN 978-4-7581-1795-1

- 日常診療で役立つ「咳」の情報が全てつまった1冊！
- 臨床像から問診・初期治療のコツまで，「なんとなく」から脱するためのポイントが満載．

「なんとなく咳をみる」から脱却せよ！

やさしくわかる 心エコーの当て方・見かた

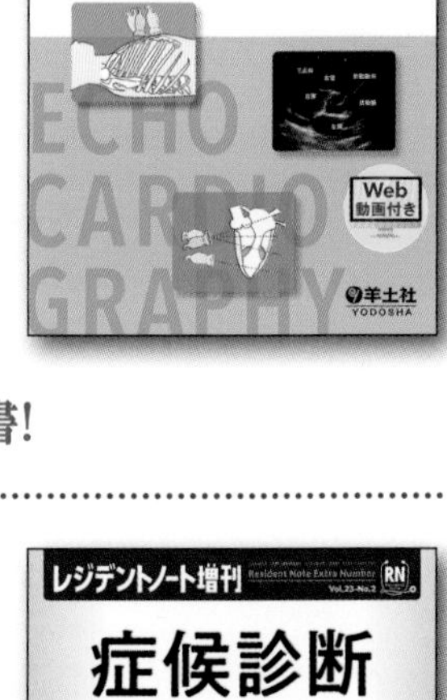

野間　充／著

□ 定価4,620円（本体4,200円+税10%）　□ A5判　□ 200頁
□ ISBN978-4-7581-0759-4

- プローブの当て方とエコー像の対比で，思い通りに見る方法がわかる！
- プローブの持ち方から画像の計測・評価，報告レポートの書き方まで解説．
- 豊富なシェーマ・画像・動画で，実臨床での動きが身につく！

プローブの当て方とエコー像が結びつく初学者必携の実践書！

レジデントノート増刊 Vol.23 No.2

症候診断ドリル

エキスパートの診断戦略で解き明かす必ず押さえておきたい23症候

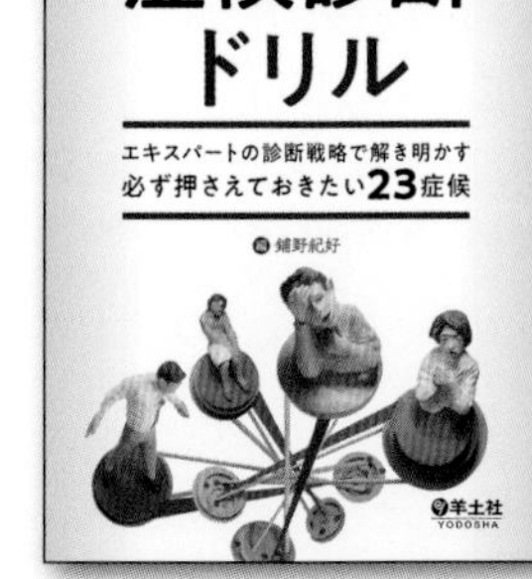

鋪野紀好／編

□ 定価5,170円（本体4,700円+税10%）　□ B5判　□ 242頁
□ ISBN 978-4-7581-1660-2

- 症候診断で必要となる基本的な戦略を解説
- 患者の訴えを適切な症候に置き換え，診断をつけるまでのプロセスをトレーニング

明日から実践できるエキスパートの診断戦略を伝授！

発行　羊土社 YODOSHA
〒101-0052　東京都千代田区神田小川町2-5-1　TEL 03(5282)1211　FAX 03(5282)1212
E-mail：eigyo@yodosha.co.jp
URL：www.yodosha.co.jp/
ご注文は最寄りの書店，または小社営業部まで

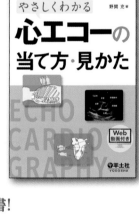

それゆけ！エコー・レジデント！

日常診療でのエコーの使いどころ

シリーズ編集／Point-of-Care 超音波研究会 広報委員会

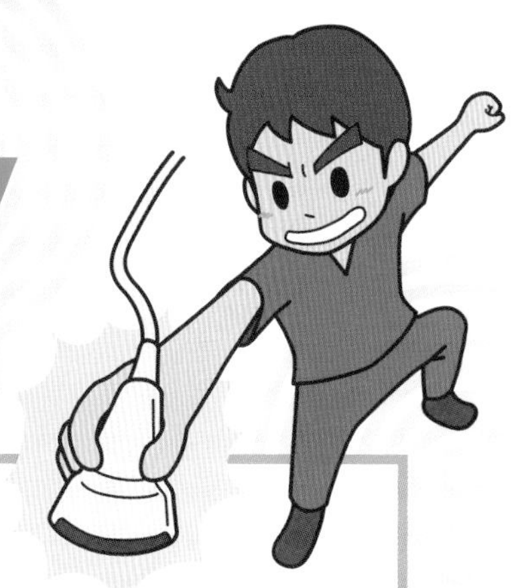

第11回 知ると知らぬは大違い，腸閉塞とヘルニアエコー

多田明良

POCUS（Point-of-care ultrasound）とは，場所を問わず診察医が行うことのできる超音波検査のことをさします．本連載では，臨床の最前線で使えるPOCUSの魅力を，研修医Aくん＝"エコー・レジデント"の経験するさまざまな症例を通してお届けします．

プロローグ

今日も当直の研修医Aくん．つい先ほど来院した患者さんをPOCUSで見事に診断した．

研修医A「さっきの腰背部痛の患者さん，エコーでわかりやすい尿管結石でしたね」

上級医C「先生もだいぶPOCUSが板についてきたね．でもなによりすぐに尿管結石に飛びつかずに大動脈瘤や大動脈解離の鑑別のために腹部大動脈も確認していたのがよかったよ（2021年3月号　第5回「あなどるなかれ尿管結石」参照）」

研修医A「ところで大動脈の前にあった消化管ガスが邪魔でした」

上級医C「あれは小腸やその周囲の腸間膜が見えているんだ．腹部大動脈を頭側からゆっくり尾側へスライドしていくと，腹部大動脈の前面にイモ虫みたいに蠕動する低エコーの小腸，その周囲に高エコーの腸間膜が見える（図1）．でも正常例では管腔がはっきり見分けられなくてもいい．これが通常見える像だと覚えておくといつか役に立つよ」

研修医A「はっきり見えないのが正常というのは意外な所見ですね」

本連載内で movie マークのある図については動画を Web でご覧いただけます

●スマートフォン・タブレットで観る

movie マークの図に併記の二次元コードから直接閲覧できます

●PCで観る

①羊土社 HP（https://www.yodosha.co.jp/）へアクセス，トップページ右上から「書籍・雑誌付録特典」ページへ移動

②右記の特典利用コードを入力：**fyf-quok-into**（会員登録不要）

※付録特典サービスは予告なく終了する場合がございます．本サービスの提供情報は羊土社 HP をご参照ください

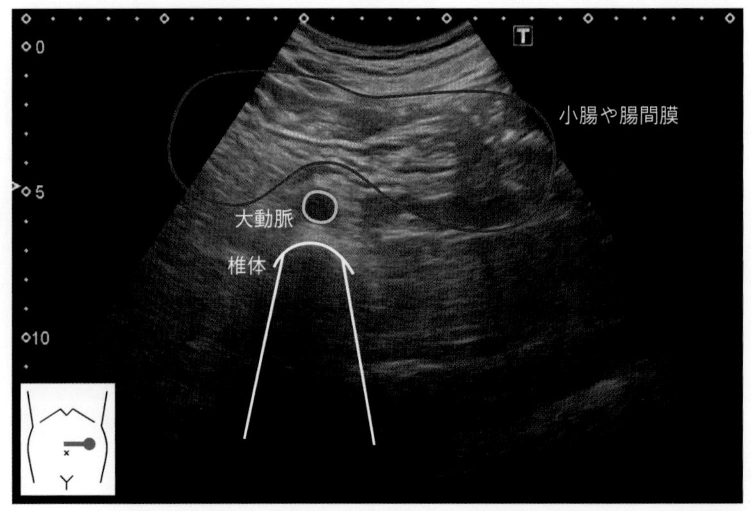

図1　（静止画）小腸（空腸領域）のざっくり走査法 movie ①

腹部大動脈の前面のスペースに小腸や腸間膜が観察される．
上腹部から下腹部までゆっくり走査し拡張小腸がないか確認する．

とはいえ本当に役に立つのかと疑念を抱く研修医Aくんであった．
そんな折，救急要請の連絡が！

症例

患者B　70歳代女性．主訴は嘔吐．
日中に右の股関節が痛むということで整形外科に受診し処方され帰宅した．しかしその夜から嘔吐が頻回に出現するようになったため救急要請．手術歴はなし．体温36.5℃，血圧152/78 mmHg，脈拍88回/分・整，SpO_2 99％（室内気），いまにも嘔吐しそうで袋をかかえている．腹部はやや膨満軟．蠕動音は亢進している．腹部正中に軽度の圧痛はあるが，筋性防御や反跳痛などの腹膜刺激徴候はなし．

研修医A「早めにCTをオーダーしておかないとですね」

上級医C「ちょっと待って．看護師さんが採血やルート確保してくれている間にエコーを当てておこう．ついさっき当ててたところだよ」

研修医A「腹部大動脈ですか？」

上級医C「いや，小腸だよ．消化管の機械的閉塞の所見がないかみてみよう」

研修医A「さっきの方と全然見え方が違いますね！腸管が拡張しています．ここは襞が規則的に見えているので小腸ですか？」（**図2**）

上級医C「そうだね．小腸閉塞が疑われるね．拡張した腸管内にはKerckring襞が見えていて，ゆっくり蠕動している．小腸の特徴だね．そして内容物が前後にいったりきたりしているto and fro patternも確認できるね」

図2　腸閉塞に伴う小腸拡張 movie②
Kerckring 襞（➡）を認め，蠕動もみられることから小腸の拡張とわかる．腸管内容は to and fro pattern を呈している．

腸閉塞を疑ったら小腸を観察しよう

腸閉塞を疑った際には小腸の観察が有用です．特に小腸閉塞の場合には空腸領域が拡張するためこの領域に焦点を絞って観察します．

空腸領域の簡便な描出方法については文献1でも紹介されていますが，腹部大動脈を水平断で描出し，大動脈の前方中央から左側に視線を配りながらゆっくり下腹部に向かって尾側にスライドしていきます（図1）．こうすることで広く空腸領域を確認することができます．典型的には蠕動する小腸が低エコーの“イモ虫様”に観察され，その周囲に腸間膜の高エコー像を認めます．

ですが，腹部エコーで通常用いるコンベックスプローブではそれらを見分けるのは難しい場合もあり，蠕動に伴ってゆっくり動くガス像が観察できる程度であることも少なくありません．つまり正常では観察しにくいのが小腸の特徴でもあります．

一方で，腸閉塞が生じた場合は，同じ走査法で小腸の拡張をはっきりとらえることができます．**腸管径25 mmをカットオフ値にすると小腸閉塞診断の精度がよいと報告されています**（感度92.4％，特異度96.6％）[1]．また拡張腸管内には小腸に特徴的なKerckring襞や腸管蠕動も確認され，腸管内容が前後に行き来するto and fro patternを認めます．やや高度になりますが，腸管壁の肥厚や遠位腸管の虚脱をみつけることができればより確実です．

大事な注意点として**Kerckring襞，腸管蠕動，to and fro patternがみられない場合は絞扼による血流障害が進んでいる可能性が高く緊急度は高まります**．急いで外科の先生にコンサルトしましょう．

研修医A「なるほど．でもさすがに閉塞部位はCTじゃないとわからないですよね」

上級医C「実はエコーでちょいあてするとすぐにわかる部分があるんだよ．成人の腸閉塞の三大原因といえばなにかな？」

研修医A「試験でやったような…術後癒着，ヘルニア，大腸癌だったでしょうか」

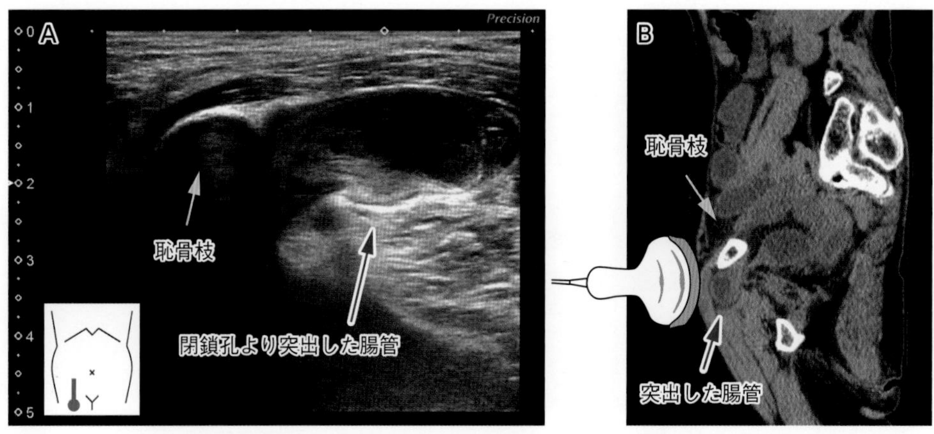

図3　閉鎖孔ヘルニア
矢状断面で描出した閉鎖孔ヘルニア（A：エコー画像，B：造影CT画像）．
恥骨枝尾側の閉鎖孔から腸管の脱出を認める（➡）．

上級医C「すばらしい！ この方は手術歴はないから術後癒着はなさそうだね．ヘルニアはどうだろう」

研修医A「そうでした，鼠径部の確認は必要ですね」

（エコーを当ててみる）

研修医A「鼠径部には腫瘤はないですね．ヘルニアもないか～」

上級医C「おっと大事な情報を忘れているね．この方どんな病歴だったかな」

研修医A「たしか日中に右股関節が痛くて整形外科に受診されていましたね．いまも痛みますか？」

患者B　「はい，右足の付け根やふとももの内側が痛いんです」

研修医A「！！！ え～と，これも国試でやったような…出てこない…」

上級医C「Howship-Romberg徴候．閉鎖孔ヘルニアかもしれないね．さ，エコーを当ててみよう！」

研修医A「閉鎖孔ヘルニアってエコーでわかるんですか？」

上級医C「上前腸骨棘と恥骨結合の中点部分に体表用のリニアプローブを縦に当ててごらん」

研修医A「えーっとこうですか….お！ 何か腫瘤性のものが見えます！」（**図3A**）

上級医C「そう．恥骨枝が描出されれば，その尾側が閉鎖孔．そこから突出した低エコー腫瘤が見えるね．よく見ると少し蠕動しているので腸管で間違いない．閉鎖孔ヘルニア確定だね」

研修医A「すごい！ 閉鎖孔ヘルニアまでエコーでわかるんですね！」

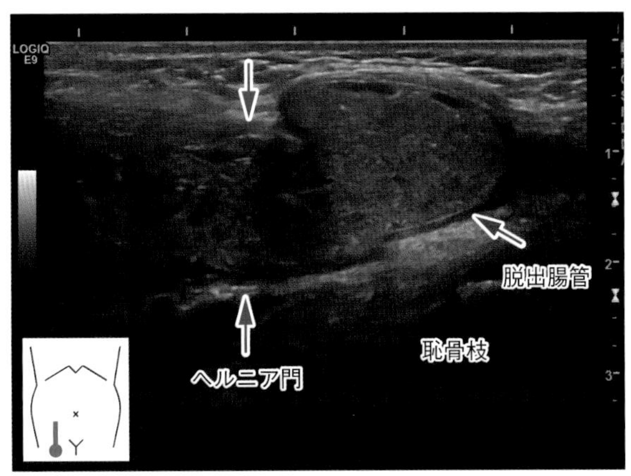

図4　鼠径ヘルニア
鼠径部より腸管の脱出を認めている（➔）．

ヘルニアを疑ったらまずエコーを当てよう

成人の腸閉塞の三大原因は術後癒着，ヘルニア，大腸癌といわれています[2, 3]．腹部手術歴はないか，もともと鼠径部などにヘルニアが指摘されていないか，血便や体重減少はないか，など鑑別に重要な病歴はあらかじめ得ておきましょう．

このうち**ちょいあてエコーが有用なのはヘルニア，特に体表から観察しやすい外ヘルニア**です．鼠径ヘルニアや大腿ヘルニアは身体所見でも大きなヒントを得られるのでほかの画像検査を行う前に鼠径部の診察は必須です．鼠径部に腫瘤を認めたら体表用のリニアプローブを当て，脱出したヘルニア内容が層構造をもった腸管様構造であれば腸管の脱出を確認できます（**図4**）．大事な注意点として，腸管穿孔を起こさないためにも**嵌頓したヘルニア嚢をむやみにプローブで圧迫しすぎない**ようにしましょう．

一方で閉鎖孔ヘルニアは骨盤の閉鎖孔（**図5**）からヘルニア内容が脱出するため，体表からは腫瘤が認めにくいという問題があります．

ここで**ヒントになるのは下肢の症状**です．閉鎖孔から脱出したヘルニア内容が，同じ閉鎖孔を通る閉鎖神経を圧迫するために大腿内側部の疼痛を伴うことが特徴です（Howship-Romberg徴候）．実際，大腿部の痛みを主訴として整形外科を受診している方も少なくありません．嘔気・嘔吐＋大腿内側部痛ときたら，閉鎖孔ヘルニアを想起しましょう．

そして閉鎖孔ヘルニアは簡便なエコーによって描出できることをぜひ覚えておいてください．恥骨枝において上前腸骨棘と恥骨結合を結んだ中点にプローブを縦に当てます．**図3**のように恥骨枝が見えその尾側に腸管内容が突出していれば閉鎖孔ヘルニアと診断できます[4]．

なお，鼠径ヘルニア，閉鎖孔ヘルニアなどの外ヘルニアについてはエコーでの診断だけでなく，エコー下整復の報告が増えてきており，診断から治療まで広くエコーが用いられています．

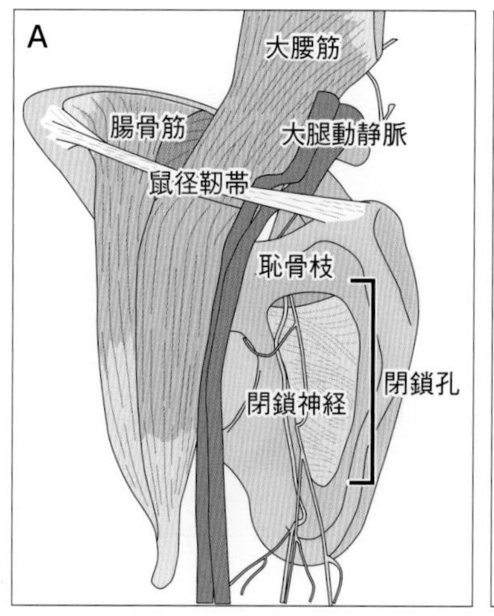

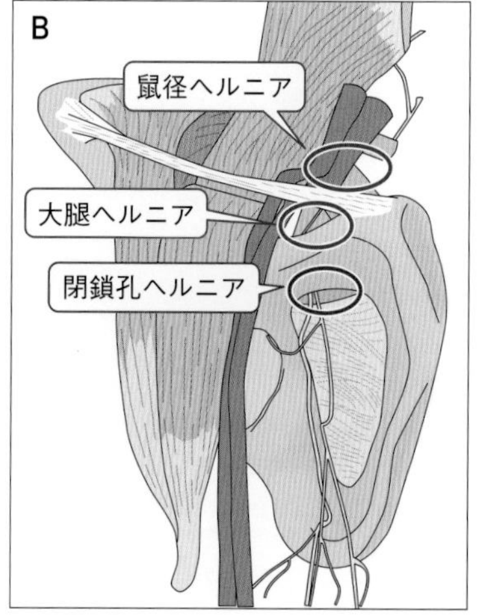

図5　鼠径部，閉鎖孔の解剖
鼠径部と閉鎖孔周囲の解剖（A）と鼠径・大腿・閉鎖孔ヘルニアの脱出部位（B）．
鼠径・大腿ヘルニアは恥骨枝頭側，閉鎖孔ヘルニアは恥骨枝尾側から脱出するのがエコー上の鑑別点．

エピローグ

患者さんは閉鎖孔ヘルニア嵌頓による腸閉塞と考え消化器外科にコンサルトすることとなった．

消化器外科ドクターは閉鎖孔ヘルニアをエコーガイド下で整復し，嘔気・嘔吐や下肢痛はすみやかにおさまった．その後待機的に腹腔鏡下ヘルニア修復術が行われる方針になった．

研修医A「腸閉塞もエコーでちょいあてできて．おまけに簡単な走査で閉鎖孔ヘルニアまでわかるなんて驚きでした．しかもエコーガイド下整復治療にまでつながってエコーが大活躍でしたね」

上級医C「そうだね．POCUSは診断だけではない，僕らの手技や治療をアシストしてくれる強い味方でもあるんだよね」

研修医A「POCUSってちょいあてエコーともいうくらいで，少しの練習で当てられるのが魅力ですよね．でも知っているか知っていないかで全然世界が違うなと感じました．POCUSまだまだ勉強したいです！」

文 献

1）Gottlieb M, et al：Utilization of ultrasound for the evaluation of small bowel obstruction：A systematic review and meta-analysis. Am J Emerg Med, 36：234-242, 2018（PMID：28797559）

2）Drożdż W & Budzyński P：Change in mechanical bowel obstruction demographic and etiological patterns during the past century：observations from one health care institution. Arch Surg, 147：175-180, 2012（PMID：22351915）

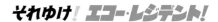

3）Markogiannakis H, et al：Acute mechanical bowel obstruction：clinical presentation, etiology, management and outcome. World J Gastroenterol, 13：432-437, 2007（PMID：17230614）

4）杉山 高：第5章 その他 1．鼠径部．「ここまで診る消化管エコー」（花井洋行/監，杉山 高/著），pp334-353，医療科学社，2013

参考文献・もっと学びたい人のために

1）「日々の外来診療に役立つ！ 症状・症候別 POCUS 実践活用術」（畠 二郎，平井都始子/編），文光堂，2020

Profile

多田明良（Akira Tada）

国吉・長谷毛原診療所

専門：総合診療

地域の診療所に来られる小さなお子さんから高齢の方まで年齢を問わず診療を行っており，どんな訴えでもまずは自分が受け止めるというスタンスでやっています．必要な医療にすばやくつなげるということも大事な役割の1つですが，そのためにエコーは大きな役割を担ってくれています．

将来何を専門にめざすのであってもPOCUSはきっと活躍してくれます．若い先生方にはぜひ習得してもらいたいと思いますし，そのために僕らもサポートします．

Point-of-Care 超音波研究会とは

急性期診療やプライマリ・ケアでのエコーを主体とした，臨床応用および研究を進めるために発足した研究会です．対象は医師に限らず，研修医や看護師などPOCUSに興味をもっている医療関係者すべてで，会員の専門領域も多岐にわたります．2021年3月からPOCUS入門者向けのWEBセミナーシリーズも開始しました．ぜひご参加ください．

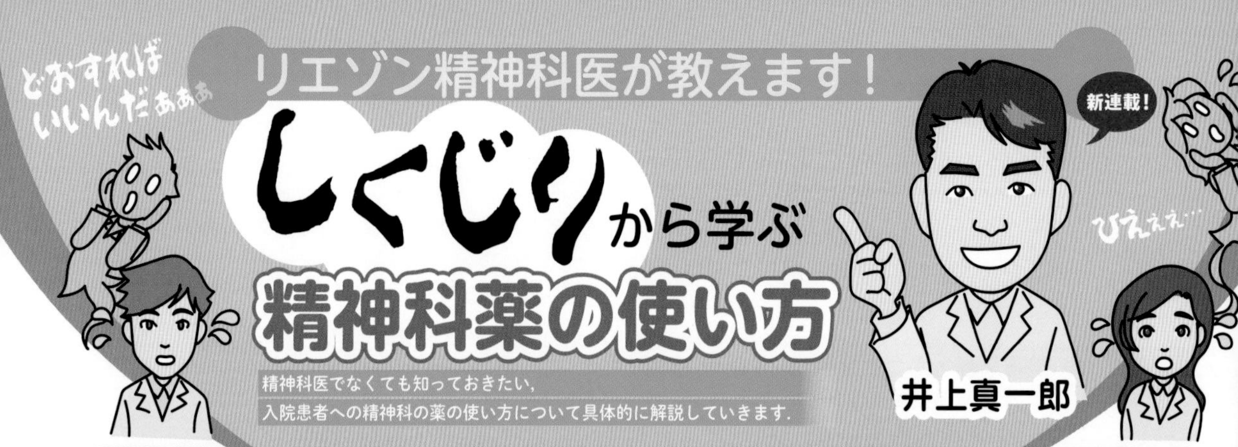
どおすればいいんだあぁぁ
リエゾン精神科医が教えます！
しくじりから学ぶ
精神科薬の使い方
新連載！
ひえぇぇ…
精神科医でなくても知っておきたい，
入院患者への精神科の薬の使い方について具体的に解説していきます．
井上真一郎

Case1　不眠（せん妄ハイリスクの場合）

自信をもって使える精神科の薬を増やそう！

井上　研修医

研修医　研修をはじめてから気がついたのですが，入院患者さんを担当していると，精神科の薬を使う機会って，とても多いんですね．

井上　そのとおりです．患者さんが眠れない，せん妄をきたす，元気が出なくて食欲がなくなるなど，精神科の薬が必要となる場面はたくさんあります．

研修医　でも，いざとなったら，井上先生のような精神科の先生に診てもらえばよいんですよね？

井上　もちろんその通りなのですが，なかなかそううまくはいきません．一般病院のうち，常勤の精神科医がいる割合って，どのくらいかわかりますか？

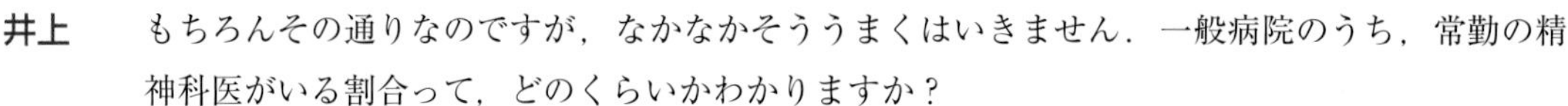

研修医　えっと…6割くらいでしょうか？

井上　とんでもない．1割程度しかいないのです．

研修医　えーーーーーーー！！

井上　驚くのも無理はないですよね．精神科医の多くは精神科病院で働いていて，私のように一般病院に勤務する精神科医はきわめて少ないのが現状です．実際には，一般病院における精神科医のニーズは，とても高いのですが…．

研修医　すぐに相談できる精神科の先生が，院内にいるのといないのとでは大きな違いです．

井上　そうですよね．だから私は，一般病院で多くの医療スタッフと連携しながら活動するリエゾン精神科医の魅力を，ぜひ多くの若い先生方に知ってもらいたいと考えています（Column参照）．

研修医　リエゾン精神科医については，また詳しく教えてください！ところで，もし院内に精神科の先生がいない場合は，どうすればよいのでしょうか？

井上　そのようなときに備えて，入院患者さんでよくみられる精神症状に対して，自信をもって精神科の薬が使えるようになっておきましょう．この連載では，**精神科医でなくても最低限知っておきたい精神科の薬**について，具体的に解説していきたいと思います．今回は，せん妄ハイリスク患者さんの不眠に対する薬物治療がテーマです．

研修医　よろしくお願いします！

不眠の患者さんがせん妄を発症したケース

井上　「人の振り見てわが振り直せ」ということわざがあるように，自分の過ちには案外気がつかないものです．そこで，この連載では，対応を誤ったことで残念な結果を招いてしまった失敗例から，多くのことを学んでいきたいと思います．

研修医　「しくじり先生になるな！」ということですね（笑）．

井上　その通りです（笑）．では，症例をみていきましょう．

CASE　73歳男性．肺炎で入院．入院当日の夜に不眠を認め，夜勤の看護師が当直医に相談．当直医の指示にて，病棟常備薬からブロチゾラム（レンドルミン®）が投与された．その後，点滴を自己抜去するなどせん妄を認め，徘徊中に転倒して骨折．肺炎の治療に並行して整形外科で手術が行われるなど，長期入院となった．徐々にADLが低下し，もともと自宅で生活できていたにもかかわらず，自宅への退院が困難となり，結果的に施設入所となってしまった．

どこが「しくじり」だったのか？

研修医　経過を読んだだけでも，なんだかとてもつらい気持ちになってしまいました…．

井上　この患者さん，元はと言うと，肺炎で入院しただけなんですよね．残念ながら，これは実際に時々みられるケースだと思います．このような結末を回避して，骨折することなく肺炎がよくなり，自宅に退院してもらうには，どこをどうすればよかったのでしょうか？

研修医　そうですねえ．ブロチゾラム（レンドルミン®）がよくなかったのでしょうか？

井上　その通りです．ブロチゾラムのような**ベンゾジアゼピン受容体作動薬は，せん妄を惹起する**ことが知られています．筋弛緩作用もあるので，転倒のしやすさも問題になりますね．この患者さんは73歳と高齢のため，せん妄の発症リスクが高いと考えられます．したがって，ブロチゾラムの投与を避けることが大切です．

point　ベンゾジアゼピン受容体作動薬はせん妄を惹起するため，せん妄の発症リスクが高い患者には絶対に使わない！（ただし，アルコール離脱せん妄を除く）

研修医　では，当直医の先生が「しくじり先生」だった，ということですね．

井上　いえ，それはどうでしょうか．この場合，当直医の先生はあまり責められないかもしれませんよ．夜中に起こされて，不眠を訴える全然知らない患者さんに対して，病棟常備薬から睡眠薬を選択するのはよくあることです．

研修医　確かに…．私も看護師さんがわざわざ薬を取りに行かなくてもよいように，病棟常備薬から選択することがあります．

井上　そうなりますよね．実は，このケースでのしくじり先生は，主治医の先生です．

研修医　えっ？ 主治医の先生がですか？？ 特に，何もしていないような…．

井上　それがまずかったのです．主治医の先生は，この患者さんが入院した際，せん妄ハイリスクであると評価したうえで，あらかじめその点を考慮して不眠時指示を出しておく必要がありました．

研修医　なるほど！ そうすれば，当直医の先生は起こされずにすんだし，ブロチゾラムの投与も避けることができたわけですね．

井上　そうなりますね．もう1つ，**病棟常備薬の見直し**も必要です．不眠の際に使われる病棟常備薬として，ブロチゾラムやゾルピデム（マイスリー®）など，ベンゾジアゼピン受容体作動薬しか配置されていない場合があります．

研修医　もしかすると，うちの病棟もそうかもしれません．すぐ看護師さんに確認してみます！

point

主治医は次のことを行う．

① 患者のせん妄発症リスクを評価する

② リスクが高い場合，不眠時・不穏時指示として，ベンゾジアゼピン受容体作動薬の使用を避ける

せん妄の発症リスクを考慮した不眠症治療薬とは？

研修医　私もしくじり先生にならないよう，せん妄の発症リスクが高い患者さんには，あらかじめベンゾジアゼピン受容体作動薬以外の薬で不眠時指示を出すことを心がけます．

井上　とても大切なことですね．ただし，例えばブロチゾラムが毎回せん妄を引き起こすようであれば，「これはマズイ！」と考えて処方を改めるようになると思うのですが，実際にはそうでもありません．深く考えず，せん妄ハイリスクの患者さんにベンゾジアゼピン受容体作動薬を出してしまったにもかかわらず，結果的にうまくいくケースもそれなりにあるんですよね．

研修医　なるほど．でもだからといって，ベンゾジアゼピン受容体作動薬を使ってもよいということにはならないですよね．では，どのような薬を使えばよいのでしょうか？

井上　せん妄の発症リスクが高い患者さんには，オレキシン受容体拮抗薬の**スボレキサント（ベルソムラ®）**や**レンボレキサント（デエビゴ®）**，または鎮静系抗うつ薬の**トラゾドン（レスリン®／デジレル®）**のいずれかを使うようにしましょう．

研修医　それぞれの薬の特徴や使い分けについて，教えてください．

▶スボレキサント（ベルソムラ®）

井上　まず，オレキシン受容体拮抗薬のなかで最初に発売されたスボレキサント（ベルソムラ®）ですが，RCT（無作為化比較試験）でせん妄の予防効果が実証されています．

研修医　では，せん妄ハイリスクの患者さんに対して，自信をもって使えそうですね．

井上　そのほかにも筋弛緩作用が少ないので，転倒のリスクを避けられます．患者さんによっては翌日に過眠を認めることもありますが，裏を返せば，効果の持続が期待できるということです．

研修医　なるほど．中途覚醒や早朝覚醒のケースに有用ですね．

井上　注意点は，高齢者への使用の上限が1回15 mg 1日1回ということと，用量幅が狭いことです．また，入院患者さんに比較的よく用いられる抗菌薬のイトラコナゾール（イトリゾール®）やクラリスロマイシン（クラリス®）などとの併用が禁忌になっているので，事前の確認が必要です．

精神科薬の使い方　スボレキサント（ベルソムラ®）

＜好適症例＞ ① 高齢者　→ 認知機能低下や転倒が避けられるため
② 中途・早朝覚醒の患者　→ 効果の持続時間が比較的長いため
③ せん妄ハイリスク患者　→ せん妄を惹起するリスクが少ないため

＜処方例＞ 【不眠時】① ベルソムラ® 15 mg　② レスリン® 25 mg
③ レスリン® 25 mg
それぞれ30分は間隔をあけてください

レンボレキサント（デエビゴ®）

研修医　レンボレキサント（デエビゴ®）についてはどうでしょうか？

井上　レンボレキサントは，スボレキサントと同じくオレキシン受容体拮抗薬なので，せん妄を惹起するリスクはきわめて少ないと考えられます．また，筋弛緩作用が少ないので，転倒のリスクも避けられます．

研修医　スボレキサントとほぼ同じ，ということでしょうか？

井上　そういう訳ではありません．スボレキサントと違って，オレキシン受容体への結合や解離がすみやかなため，入眠作用が速く，もち越しを避けられる可能性があります．また，用量として2.5 mg，5 mg，7.5 mg，10 mgの4段階があり，調整の幅が広いため，単剤で用量設定がしやすいのも大きなメリットです．

研修医　と言うことは，頓服でも使いやすそうですね．

井上　その通りです．そのほか，簡易懸濁や一包化も可能です．

研修医　なるほど．これらの点から考えると，スボレキサントより使いやすいのかもしれませんね．禁忌薬はありますか？

井上　併用禁忌薬はないのですが，イトラコナゾールやクラリスロマイシン，ベラパミル（ワソラン®）などとの併用では，レンボレキサントの血中濃度が上昇して副作用が強まるおそれがあるため，2.5 mgに設定する必要があります．また，高度肝機能障害には禁忌となっているので，その点は十分注意しておきましょう．

研修医　スボレキサントとレンボレキサントは，使い分けがポイントになりそうですね．

精神科薬の使い方　レンボレキサント（デエビゴ®）

＜好適症例＞ ① 高齢者　→ 認知機能低下や転倒が避けられるため
② 入眠困難・中途覚醒の患者　→ 入眠作用が比較的速いため
③ せん妄ハイリスク患者　→ せん妄を惹起するリスクが少ないため

＜処方例＞ 【不眠時】 ① デエビゴ® 5 mg　② デエビゴ® 2.5 mg
③ デエビゴ® 2.5 mg
それぞれ30分は間隔をあけてください

▶トラゾドン（レスリン®／デジレル®）

研修医　トラゾドン（レスリン®／デジレル®）についてはどうでしょうか？

井上　トラゾドンは抗うつ薬ですが，不思議な薬で抗うつ効果はほとんどなく，「鎮静系抗うつ薬」として不眠に対してよく用いられます．半減期が短いためもち越しが少なく，翌日まで眠気が残ることはほとんどありません．また，筋弛緩作用がほぼないため，転倒のリスクも少ないなど，きわめて有用な薬です．

研修医　とても使いやすそうな薬ですね．

井上　1回25 mgまたは50 mgを開始用量として，150 mg程度まで増量できるなど，調整の幅が広いのも大きなメリットです．単剤で調整しやすいですし，効果が出るのが速いため頓服で使えるうえ，簡易懸濁が可能となっているので，入院患者さんでメリットが多い薬と言えるでしょう．

研修医　欠点はないのでしょうか？

井上　トラゾドンは副作用が少なく，用量幅も広くて使いやすいので，この3つのなかでは個人的に最もオススメです．あえてデメリットをあげるなら，不眠症に保険適応がないことでしょうか．

研修医　保険適応がないなら，不眠の訴えに対しては使ってはいけないのでしょうか？

井上　そうではありませんが，睡眠薬がベンゾジアゼピン受容体作動薬しかなかった時代は，せん妄の発症リスクを考慮して，保険適応のないトラゾドンを使うこともある意味では許容範囲内だったように思います．ただし，近年になって不眠症に保険適応をもち，かつせん妄を惹起するリスクの少ないオレキシン受容体拮抗薬が使えるようになったため，今後はスボレキサントやレンボレキサントが主流になっていくかもしれませんね．

精神科薬の使い方　トラゾドン（レスリン®／デジレル®）

<好適症例>　① 高齢者 → 認知機能低下や転倒が避けられるため
② 熟眠困難の患者 → 睡眠深度を増強する作用があるため
③ せん妄ハイリスク患者　→ せん妄を惹起するリスクが少ないため

<処方例>　【不眠時】① レスリン® 25 mg　② レスリン® 25 mg
③ レスリン® 25mg
それぞれ30分は間隔をあけてください

せん妄ハイリスク患者の不眠治療薬は，この3つの薬のなかから選ぶ

研修医　せん妄の発症リスクが高い患者さんでは，この3つの薬のなかから，不眠時指示を出すようにすればよいのでしょうか？

井上　その通りです．ベテランの先生のなかには，今でもブロチゾラムやゾルピデムなどを「マイ・レシピ」としている方がいるかもしれません．確かにそれらは強い睡眠作用を発揮する薬ですが，せん妄の発症リスクが高い患者さんに使うと，せん妄を引き起こしてしまう可能性があります．ぜひ研修医のうちに，この3つの薬を頭にたたき込んでおきましょう．表にそれぞれの薬

表 せん妄の発症リスクが高い患者の不眠に有用な薬

一般名（商品名）	分類	保険適用	開始用量	最大用量	一包化	簡易懸濁	特徴
スボレキサント（ベルソムラ®）	睡眠薬（オレキシン受容体拮抗薬）	あり	1回10 mg～20 mg	1回20 mg *高齢者1回15 mg	不可	不可	・せん妄予防効果（RCT） ・効果は持続するが，過眠に注意 ・併用禁忌薬あり（イトラコナゾール，クラリスロマイシンなど） ・筋弛緩作用が少なく，転倒リスクは低い
レンボレキサント（デエビゴ®）	睡眠薬（オレキシン受容体拮抗薬）	あり	1回2.5 mg～5 mg	1回10 mg	可	可	・入眠作用が早く，持ち越しは少ない ・2.5 mg刻みで，10 mgまで増量が可能（用量幅が広い） ・併用禁忌薬がない（ただし，フルコナゾール，エリスロマイシン，ベラパミル，イトラコナゾール，クラリスロマイシンなどと併用の際には2.5 mgとする） ・重度肝機能障害に禁忌 ・筋弛緩作用が少なく，転倒リスクは低い
トラゾドン（レスリン®／デジレル®）	抗うつ薬	なし	1回25 mg～50 mg	1回150 mg	可	可	・睡眠深度増強 ・25 mg刻みで，150 mgくらいまで増量が可能（用量幅が広い） ・半減期が短く，持ち越しは少ない ・筋弛緩作用が少なく，転倒リスクは低い

の特徴をまとめたので，ぜひ確認しておいてください．

研修医　わかりました！

井上　今回は，せん妄の発症リスクが高い患者さんに対して，あらかじめ不眠時指示を出しておくことの大切さと，実際にどのような薬を使うべきかについて，具体的に解説しました．次回（2021年10月号）は，せん妄の発症リスクが低い患者さんの不眠に対する薬物療法について，やはり「しくじり先生」に登場してもらいながら，詳しく解説したいと思います．

研修医　引き続きよろしくお願いします！

Column

リエゾン精神科医の魅力とは？

あらためて，岡山大学病院 精神科神経科の井上真一郎です．

「リエゾン」とは，フランス語で「連携」や「橋渡し」を意味する言葉です．私は，リエゾン精神科医として，身体疾患に伴うさまざまな精神症状（不安，抑うつ，不眠，せん妄など）に対して，主治医をはじめとする多くの医療スタッフと連携しながら，専門的な評価や治療にあたっています．また，精神科医や看護師，薬剤師，公認心理師などの多職種で構成される精神科リエゾンチームの一員として，患者さんやご家族，そして医療スタッフの困りごとに対して，多角的なアプローチを行っています．一般病院における精神科への強い期待やチーム医療の醍醐味などをぜひ肌で感じていただき，一人でも多くのリエゾン精神科医が誕生することを切に願っています．

超高齢社会を迎え，認知症やせん妄の患者さんは増える一方です．それらの患者さんに対する適切な治療やケアについて，医療スタッフにわかりやすくお伝えするのもリエゾン精神科医の役割のひとつと考えており，今後ますます重要になっていくことは間違いありません．少しでもご興味がある方は，日本総合病院精神医学会のHPをのぞいてみてください！ （井上真一郎）

＊このショートコラムでは，リエゾン精神科医の魅力について，日本総合病院精神医学会・若手委員会のメンバーが，リレー方式でバトンをつないで執筆していきます．次回もお楽しみに！

井上真一郎（Shinichiro Inoue）
岡山大学病院 精神科神経科
私の専門領域は，リエゾン精神医学，サイコオンコロジー（精神腫瘍学），および産業精神医学です．「せん妄」に軸足を置いて活動しており，現在日本総合病院精神医学会で若手委員会の委員長を務めています．今後の本連載にぜひご期待ください！

こんなにも面白い医学の世界 からだのトリビア教えます

へぇ そうなんだー

中尾篤典
（岡山大学医学部 救命救急・災害医学）

第84回 硫化水素が治療に使われる？

硫化水素（H_2S）は，温泉地や火山などで発生する有名な毒ガスです．この危険な硫化水素ですが，1990年代に日本人によって動物の脳に硫化水素が存在することが報告され，その後，生体内のさまざまな組織で恒常的に硫化水素が合成されていることがわかりました[1)]．危険なガスを生体がなぜつくるのか，またその生理作用については長年謎であったのですが，最近，硫化水素の働きがさらに研究され，治療に応用されるようになってきました[2)]．

硫化水素はミトコンドリアにあるシトクローム*c*オキシダーゼを阻害するので，細胞内で酸素が利用できなくなり，中枢神経系や他の臓器に重大な障害を与えますが，この性質を利用すると細胞が酸素を使わなくてもよい状態，つまり休止状態におくことができるのです．マウスを使った実験で80PPMの硫化水素を吸入させると，吸入開始5分後には酸素消費量は約半分に，二酸化炭素排出量は6割減少，体温と呼吸数も有意に低下しました．さらに，これらの反応は吸入を中止すると1時間以内に完全に元に戻ることが証明されたのです[3)]．これは，硫化水素が人工的にマウスを冬眠状態にしたのであり，重症の脳障害の際に神経細胞障害が急速に進行しないように脳低体温療法を行うのと同じ理屈で，急性期の障害が起きないように細胞を休ませることができることになります．ちなみに，硫化水素濃度が20PPM以上なら角膜に炎症が起き，労働環境での曝露限界値は5PPMで，500PPM以上ではほぼ即死しますから，この80PPMというのはかなり高い濃度ではあります．

また，硫化水素は胃粘膜を胃酸から守るための粘液や重炭酸塩の分泌に密接にかかわっていることが知られています．NSAIDsが胃粘膜に障害を与えるのは，硫化水素を合成するための酵素であるシスタチオニンγ-リアーゼ（cystathionine γ-lyase：CSE）という酵素を不活化するためであり，NSAIDsを使うと胃粘膜の硫化水素濃度が減少することもわかっています．つまり，硫化水素が欠乏すると胃粘膜障害が起きるため，近年NSAIDsに硫化水素を発生させるような工夫をした新薬が開発され，大変すばらしい効果が期待されているのです[4)]．

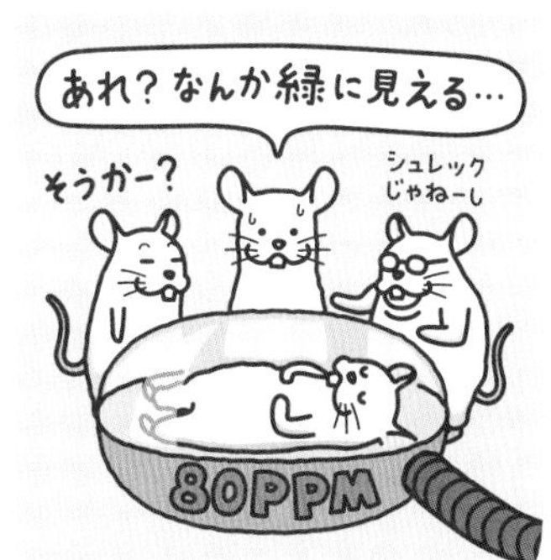
あれ？なんか緑に見える…
そうかー？
シュレック
じゃねーし
80PPM

硫化水素中毒で死亡した患者さんは緑色，と学生の頃に習ったかもしれません．硫化水素濃度が高いとヘモグロビンが硫化ヘモグロビンになったときに血液が黒緑色になり，死斑の色が緑がかってみえることがありますが，シュレックのように真緑になるわけではありません．

文　献

1）Abe K & Kimura H：The possible role of hydrogen sulfide as an endogenous neuromodulator. J Neurosci, 16：1066-1071, 1996（PMID：8558235）
2）Szabó C：Hydrogen sulphide and its therapeutic potential. Nat Rev Drug Discov, 6：917-935, 2007（PMID：17948022）
3）Blackstone E, et al：H_2S induces a suspended animation-like state in mice. Science, 308：518, 2005（PMID：15845845）
4）Fiorucci S, et al：Inhibition of hydrogen sulfide generation contributes to gastric injury caused by anti-inflammatory nonsteroidal drugs. Gastroenterology, 129：1210-1224, 2005（PMID：16230075）

Dr.ヤンデルの勝手に索引作ります！

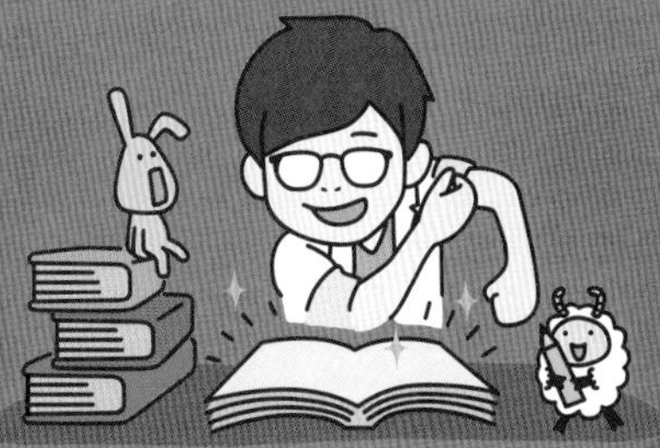

通読できるように作られた医学書の索引を、市原が勝手に作り直して遊びます。

市原　真

第11回

風邪の診かたで勝手に索引！

今回のお題本

誰も教えてくれなかった「風邪」の診かた 第２版
感染症診療12の戦略
岸田直樹／著

■ 定価3,850円（本体3,500円+税10％）
■ A5判　■ 338頁　■ 医学書院

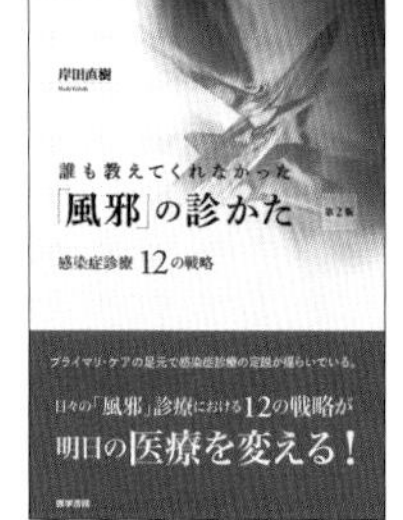

突然だが，あなたは「名医になりたい」と思っているか？ 私は，思っている．強く願っている．毎日「名医になりたい，名医になりたい」と唱えながら医者をやっている．理念が重い？ そうかな，至って普通のことだと思う．どうせ医者をやるなら名医のほうがいいに決まっている……と思う．

では，そもそも「**名医**」とは何だろう．手先が器用とか知的体力に満ちているとか患者ウケがいいとか30代前半でアウディに乗っているとか米倉涼子と合コンしたことがあるとか，名医の条件（？）は山ほどあるけれど，私は診断に興味があるタイプの医者なので，以下の2つを特に意識する．

① レア・ディジーズを見逃さない
② コモン・ディジーズを丁寧に扱う

レアとコモン，この「両端」．

何年診断の場にいても，レアとコモンはそれぞれ質の違う努力を要求する．どちらかだけに強い医者は，いざというとき，頼りない．珍しい病気のことばかり勉強していて風邪への対処がおざなりな内科医は信用されないし，緊急時の手さばきがサクサク早いが血液疾患を見逃す外科医は後ろ指を指される．医業とは厳しい世界だ．私はできるだけ名医になりたい．

*　*　*

以上の文脈を読者諸氏と共有した上で申し上げる．『「風邪」の診かた』はとてもいい本である．タイトルはずばり風邪，すなわち広義にはコモン・ディジーズの本だが，コモンにかかりきりになってレアを見逃すことのないような構成になっていて，一挙両得感がある．両端を視野に入れている．個人の体験を押しつける徒弟制度っぽさはないが，現場の臨床知をおろそかにしないナラティブ性が感じられる．いいバランスである．もとよりベストセラーだから，今さら私がこのように激推ししなくても（売上げ的には）大丈夫な本だけれど，あまねく研修医は本書を通読すべきと信じて，この偏屈な企画の第11回お題本に取り上げる．

折も折，「風邪」はかつてないほどに国民の興味を集めてやまない．タイミング的にもぴったりだ．今こそ風邪に詳しくなり，風邪以外にも鋭くなろう．あなたも名医になりたいでしょう？

▼第11回 完全索引

さあ，今回の「勝手に索引」を見て頂こう．Webでは**完全版**を公開．QRコードからぜひアクセスしてみてほしい．本稿では，索引の一部を抜き出しながら解説する．

市原のオリジナル索引①

読み	項目	サブ項目	掲載ページ
ぱるぼう	パルボウイルス感染症	外来診療に紛れている魅惑のパルボウイルス感染症	145
		成人のパルボウイルス感染症を疑うコツ	147
ぱるぼと	パルボと風疹		129
びじゅう	「鼻汁＞咳，咽頭痛」となる場合		17
ぴっとふ	ピットフォールはありません		10
びねつけ	微熱＋倦怠感型		95

さっそくドキッとするような項目だ．「**ピットフォールはありません**」．例外ばかりの医学において，落とし穴がない原則を目にする機会はまずない．医学書の著者は誰もが，あらぬ方向から飛んでくる石から身を守るために，「原則○○はない」とか「基本的に△△であることが多い」などと，断定を避けて，確率で表記する．だからこそ輝く，「ピットフォールはありません」の文字．通読していて胸がスッとする瞬間だ．これは何に対して書かれた言葉かというと…….

> 咳，鼻汁，咽頭痛，この3症状が，急性に同時期に同程度存在すれば，（…中略…）自信をもって「風邪ですね」と言ってよく，そこにピットフォールはありません

つまりは「風邪を風邪と診断するノウハウ」についての一文である．えっ，ピットフォールないの……と喜ぶが，よくよく読むと，なかなかキワい制限がかかっていることに気づく．**3症状，急性，同時期，同程度**，思ったより間口狭いよね．それでもなお，数多く巡り会うのが風邪というコモン・ディジーズだ．なるほどこうやって整頓するわけか．

第1章はまるまる，風邪（コモン）を風邪（コモン）と診断するためのコツについて語られる．この，「まずは風邪をビシッと診断し切ることからはじめよう」という姿勢は一周回ってとても新鮮に映る．風邪と思ったら風邪でした，というテーマはまっすぐ過ぎて，講演会でも書籍でも語られにくい気がする．風邪かと思ったら風邪じゃなかった，的なレアケースの方がよく目にするよね．

ていうか，こういうコモン中のコモンに対する診療こそ，医学部時代にしっかり習っておくべきだよね．ったく大学はよォ，珍しい病気ばっかり覚えさせやがってよォ．

田舎の病理医の愚痴を尻目に本書は加速する．第2章はその名も「風邪に紛れた風邪以外を診断するノウハウ」．さあ，コモンからレアへの橋渡しがはじまるぞ．ゾクゾクしてくる（風邪か？）．

市原のオリジナル索引②

読み	項目	サブ項目	掲載ページ
かてーて	カテーテル関連血流感染症（CRBSI）	カテーテル関連血流感染症（CRBSI）	88
		CRBSIは今は外来で起こる時代（積極的な外来化学療法など）	88
		他院で化学療法を行っている患者さんのポートの存在を見逃す	88
かへきの	下壁の心筋梗塞は嘔気・嘔吐も伴いやすい		124
からだが	体が震えて止まらない		77
かれいせ	加齢性変化部位＝人工物		212
かんじゃ	患者さんがshakingしていたら，まず主治医がshakingしなさい		78
かんじゃ	患者さんにやる前にまず自分にやってみたら？		223
かんせつ	関節液の細胞数が50,000/μL以上であれば治療開始としたことを咎めることはできないでしょう		131

岸田先生は，**悪寒戦慄**かそうでないかの区別に全身全霊を注げと命ずる．風邪の本で，敗血症の拾い上げに紙幅を割くということ．「風邪を勉強しているなかで菌血症を伴う敗血症に敏感になる」というコンテクスト．コモンをおろそかにせずにレアに敏感になれということ．**患者がshakingしていたら，まず主治医がshakingしなさい．**

市原のオリジナル索引③

読み	項目	サブ項目	掲載ページ
もうふを	毛布を何枚かかぶりたくなる		77
もっとも	最も大切なことは「患者さんの脱水の程度はどうか」		118
もっとも	最も見逃してはいけない急性疾患は「化膿性関節炎」で，原則は単関節炎です（約90%）		131
ゆびわが	指輪がきつくなった		145
ようつい	腰椎穿刺は背中からの採血！		109
りうまち	リウマチ性多発筋痛症	リウマチ性多発筋痛症（polymyalgia rheumatica：PMR）は思っている以上に急性発症です（発症の日にちが言えるのが特徴）	99
		リウマチ性多発筋痛症	117
りんきん	淋菌性をより強く疑うポイントとしては，きわめて痛みの強い移動性の多関節炎で，皮疹を伴う場合		132

発熱プラス頭痛の型でやってくる患者のうち，"気道症状がはっきりあって，発熱に伴って出現する（もしくは増強する）"頭痛ならばあまり気にする必要はないのだが，髄膜炎は見逃すわけにはいかない．というか髄膜炎はそもそもレアではなくてコモンか…….

岸田先生の結論はこうだ．「**髄膜炎を見逃さない一番のコツは，腰椎穿刺の閾値をいかに下げるか以外にはないのです**」．ぐぐっと引き込まれて細かい解説を読む．「腰椎穿刺」だけで医学書を検索する研修医がどれだけいるかはわからない（手技ならネットに落ちている）．しかし，「腰椎穿刺を気軽に考慮すべきと考える人の気持ち」ならば読みたい研修医は多いのではないか．

コモンをコモンと見抜く力（第1章）と，コモンからレアを分離する力（第2章），それぞれを順番に鍛えながら本書は進んでいく．このまま，コモンとレアで終わるのだとばかり思っていると，本書はさらに見せ場を用意する．第3章のタイトルは「高齢者の"風邪診療"から生まれる新しい時代の！　感染症診療"12"の戦略」．Short running titleならば「高齢者の風邪」．なるほど，そこに進んでいくのか！

高齢者の風邪ではコモン・レアの分類が乱れる．「型破りなコモン」がここにある．ここで完全索引の「高齢者」の項目を丁寧に読んでみてほしい．濃いぞ．

市原のオリジナル索引④

読み	項目	サブ項目	掲載ページ
こうれい	高齢者	高齢者の急性の発熱・炎症所見チェックリスト	xviii
		高齢者は補液のしすぎで痰に溺れることがある	56
		高齢者の突然発症の嘔吐（下痢なし）を安易に胃腸炎としない	124
		高齢者の多関節炎の鑑別	132
		高齢者の多関節炎にもかかわらず細菌性のことがあります	133
		高齢者の「発熱＋頸部痛型」といえばcrowned dens syndrome	161
		高齢者はこれまでのウイルス曝露歴が豊富ですので，それだけ実際に多くの免疫を獲得していますし，似たウイルスの曝露では症状が軽くなりやすい	179
		鼻症状がメインで鼻汁を垂らした高齢者に意外に出会わない	182
		高齢者の鼻汁は薬剤性（rhinitis medicamentosa）では？	183
		高齢者に抗ヒスタミン薬を処方する場合も，ふらつきや尿閉を常に考え	184
		高齢者の肺に"慢性肺臓病"あり	191
		高齢者では明確な肺の基礎疾患が指摘されていないのに細菌性気管支炎としか思えない患者さんにも出会います	191
		高齢者の咳症状メイン型では非高齢者の数倍抗菌薬による肺炎予防効果はある（40人に1人くらいは肺炎かも）	193
		高齢者ではあらゆる疾患の初期症状として嘔吐があってもよいという気持ちで検索する	201
		高齢者の風邪は"Atypical is typical（非典型こそ典型）"	209
		…続きはwebの完全索引で！	

令和のレジデントは,「高齢者は典型像を呈さない」という言葉をいくつの科で何度聞くのだろう．あまりに耳にしすぎて飽きてしまっているかもしれない．でも,「どう呈さないのか」「代わりにどう呈するのか」をきちんとまとめた本を，あらためて探そうと思うとそれなりに苦労する．そのような背景から語るに，盟友・大浦誠先生の『終末期の肺炎』[1]（南山堂．通称「寿司本」）や，丸善出版の「高齢者のためのシリーズ」[2~5]，そして本書『「風邪」の診かた』は令和必須の医学書である．コモンであってもエルダリーは手強い．

市原のオリジナル索引⑤

読み	項目	サブ項目	掲載ページ
かんぴろ	カンピロバクター	「昨夜は悪寒戦慄あり，今朝からちょっと軟便（もしくは軽度腹痛）」と言われた場合は，カンピロバクターかも知れない	88
		カンピロバクター腸炎は初期は消化器症状を伴わない高熱のみで受診することがあります	120
かんぽう	漢方薬	半夏厚朴湯トライアル	44
		漢方薬を処方する際の全般的なコツ	44
		とってもよい薬があります	44
		麻黄湯などの漢方薬を抗インフルエンザ薬の代わりに処方する	285
		甘草（偽性アルドステロン症の原因）は漢方医学的には胃薬なので，有名どころの漢方薬にはほぼ入っている	299
		とってもいい薬があるんですよ	299
		漢方医学がよい適応となるもの	299
		この程度の処方でも漢方薬の素晴らしさは実感できます	301
きくちびょう	菊池病	菊池病かどうか	53
		「菊池病っぽい」と考える時	154
		菊池病は，若い（20代くらい）患者で，自発痛・圧痛を伴う隆々とした局所頸部リンパ節腫脹を認め（図1），かつ咽頭痛（嚥下時痛）は原則として認めません	154

そして忘れてはいけないのが処方に対する目配りだ．コモン・ディジーズがレア・ディジーズと比べてもなお奥深いと感じるのは，診断はもちろんだがとりわけ「処方」や「次回の外来設定」の部分だと思う．診断して終わりではない，というかそこからがはじまりなのだ．漢方をも見据えてきちんと処方について語られている第4章の重要性が光る．

総合診療科や家庭医を志す方々は，すでに「日常診療の一部は漢方が便利だ」と気づいて専門書を探しているだろう．ただ,「正直ここまであんまり漢方の勉強はしてこなかった」という方には，本書『「風邪」の診かた』や，『オニマツ現る！ ぶった斬りダメ処方せん』[6)]（金原出版）あたりから雰囲気を探るというのがけっこうおすすめである．あー，（勝手に）索引作りたい本がどんどん増えていくなあ…….

◆ 文 献

1）『終末期の肺炎』大浦　誠／編，南山堂，2020
2）『高齢者のための感染症診療』岩田健太郎／監修・著，丸善出版，2017
3）『高齢者のための漢方診療』岩田健太郎／監修・著，丸善出版，2017
4）『高齢者のための糖尿病診療』岩田健太郎／監修・著，丸善出版，2019
5）『高齢者のための高血圧診療』岩田健太郎／監修・著，丸善出版，2020
6）『オニマツ現る！ ぶった斬りダメ処方せん』國松淳和／著，金原出版，2021

Profile

市原　真（Shin Ichihara）
JA北海道厚生連 札幌厚生病院病理診断科 主任部長
twitter　：@Dr_yandel
略　　歴：2003年 北海道大学医学部卒業，2007年3月 北海道大学大学院医学研究科 分子細胞病理学博士課程修了・医学博士
所属学会：日本病理学会（病理専門医，病理専門医研修指導医，学術評議員・社会への情報発信委員会委員），日本臨床細胞学会（細胞診専門医），日本臨床検査医学会（臨床検査管理医）

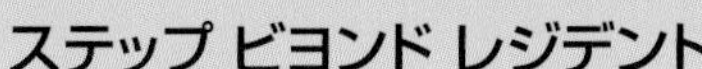

Step Beyond Resident 第213回

研修医は読まないで下さい!?

研修医はこの稿を読んではいけません.
ここは研修医を脱皮？した医師が，研修医を指導するときの参考のために読むコーナーです．研修医が読んじゃうと上級医が困るでしょ！

高血圧救急 Part2
～脳血管障害降圧のcontroversy～

福井大学医学部附属病院総合診療部　林　寛之

エビデンスに乏しい高血圧緊急症！？

脳血管障害（脳梗塞，脳出血，くも膜下出血）患者の高血圧は，りっぱな臓器障害を伴う高血圧緊急症だ．じゃどれくらい血圧を下げた方がいいかというエビデンスに乏しいのもこの領域の悩ましいところ．これは脳という実に悩ましい臓器の特性で，脳血流が減ると困るが，多すぎても腫れちゃうという，ファジーなちょうどいい具合にしないといけないからだ.「馬鹿の大足，まぬけの小足，ちょうどいいのが俺の足」なんて都合よく自分の足のサイズだけ自画自賛モードでちょうどいいといっているあなた，その脳は自分勝手でとってもステキ！

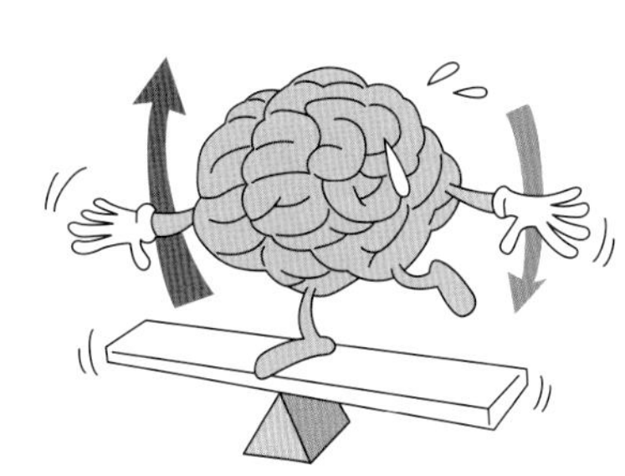

患者C　65歳　男性　　脳梗塞

突然発症の右片麻痺の患者Cが救急車で搬送されてきた．来院時血圧200/100 mmHg，脈拍60回/分，呼吸数10回/分，体温36.5℃，SpO_2 98％，GCS 13点（E3V4M6）.

研修医Mは「血圧が高いので，脳出血にしろ，脳梗塞にしろ，血圧を少し下げましょう．もし血栓溶解療法をするにしても血圧は185/110 mmHg以下にしないといけませんから」と言った．そこへ上級医Sが「ちょっと待て，慌てるな．血栓溶解療法の適応がない脳梗塞なら，このくらいの血圧は容認できるから，CT撮ってから考えよう」と言った.

CTでは頭蓋内に出血を認めた．研修医Mは「脳出血ですから，ガツンと正常まで血圧を下げましょう」と今度こそ，やる気満々で宣言した．そこへまた上級医Sが「この患者さん腎機能悪いから，あまりガンガン下げ過ぎないでね」とはやる研修医Mを諭したのだった.

研修医M

「脳梗塞は血圧を高めに保って，脳出血はガツンと下げると思っていたんですが…S先生にそんな大してエビデンスないよって言われて…」

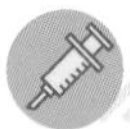

脳梗塞，脳出血，くも膜下出血の急性期降圧療法のトホホのエビデンス

基本的に研修医M君の考え方でいい．脳梗塞は血圧高めをキープして，脳出血やくも膜下出血は血圧を下げる．では，どんな血圧コントロールがいいかというとまだまだ確固たるエビデンスに乏しいのがこの領域のアンニュイなところ．

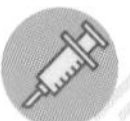

脳梗塞急性期の血圧管理～血圧を高めに保ってペナンブラを助けるべし

脳梗塞の治療は日進月歩で先進的医療の大舞台となっている．治療法が確立されるにつけ，降圧療法もおおよそ各国ともコンセンサスが整ってきている．

1）脳梗塞急性期で血栓溶解療法も機械的血栓回収療法も施行しない場合

脳血管が閉塞して脳梗塞になっても，血圧が高ければ脳梗塞周囲の虚血部分，つまり瀕死の状態のペナンブラ（penumbra）になんとか血流を保つために血圧は高い方がいい．Zhaoらのメタ解析では脳梗塞で降圧しても予後や死亡率には影響を与えなかった．反対にAhmedらの報告では，急性期脳梗塞で降圧した群では，特に拡張期血圧を20％以上低下させた群で死亡率や後遺症率が高かった．

血栓溶解療法や機械的血栓回収療法をしない脳梗塞の場合，血圧＜220/120 mmHgならそのままが一番．脳梗塞急性期の高血圧は降圧しないように勧められ，推奨度もエビデンスレベルも高い．もともと高血圧の治療をしていた患者であっても，降圧薬内服治療は発症24時間以降に再開することが望ましい．

血圧＞220/120 mmHgとべらぼうに血圧が高く，その状態が持続する場合は，最初の24時間で15％までの降圧を考慮してもよい．25％以上の降圧は推奨されない．これだけ高くても初期の48～72時間の降圧療法が予後をよくするかどうかのエビデンスはないと「米国脳梗塞ガイドライン2019」では明記している．「こんなに血圧が高いのは気持ち悪いから，少し下げるのはいいんちゃう？ わからんけど，知らんけど」って，関西人が言ってるとか言っていないとか．

またこのガイドラインでは大動脈解離・急性心筋梗塞・心不全・腎不全などの臓器障害を合併している場合に限り，慎重な降圧療法を行うことを考慮してもよいとなっており，推奨度もエビデンスレベルもたいしたことがない．つまりエキスパートオピニオンであり，経験則的な意見なんだ．確かに大動脈解離に伴う脳梗塞は，血圧を下げたい大動脈解離と血圧を上げたままにしたい脳梗塞が合併しているので，「慎重に降圧」としかいえないだろうね．

反対にショックの場合はむしろ血圧を上げるように輸液や昇圧薬を使うことが推奨されるが，エビデンスは乏しい．

脳梗塞は基本血圧は高めがいい

- 血圧が高すぎる場合（＞220/120 mmHg）➡エビデンスはないが，持続するなら降圧を考慮してもよい，わからんけど，知らんけど…（24時間で15％までの降圧にしておく）
- 血栓溶解療法や機械的血栓回収療法をしない脳梗塞の場合，血圧＜220/120 mmHgならそのままが一番

2) 血栓溶解療法を施行する場合

血栓溶解療法施行前に185/110 mmHg未満に降圧し，その後24時間は185/105 mmHg未満の降圧を維持する．この推奨度は高いが，エビデンスレベルは低い．確かにrt-PA（アルテプラーゼ）を使用するわけだから，血圧が高くて血管が破れたらいったいなにをしていたんだか…ということになりかねない．でもやはりペナンブラは救いたいわけで，血圧も下げ過ぎるのはよくない．

脳梗塞で血栓溶解療法を施行する場合

- 血圧＜185/110 mmHgに降圧し，24時間維持する

3) 機械的血栓回収療法を施行する場合

発症6時間以内に機械的血栓回収療法（ステントリトリーバー，血栓吸引カテーテル）は今や花形的治療で日本の「脳卒中治療ガイドライン2021」では推奨度Aとなった．中大脳動脈M2や脳底動脈の閉塞であっても，有効性が安全性を上回ると考えられれば，推奨される（推奨度C）．また発症4.5時間以内でもrt-PAをすっ飛ばして，機械的血栓回収療法をしてもいいというから，この治療法に対する期待度は高いよね．

機械的血栓回収療法を施行する場合は，機械的血栓回収前の降圧は必ずしも必要ない．ただでさえカテーテル操作で血流が滞るので，血圧が下がりすぎるのはよくないんだ．機械的血栓回収中は血圧をあまり下げたくなく，血栓回収後も過度に血圧を下げたくもない．日本のガイドラインでは血栓回収前の降圧は必ずしも必要ないと考え，血栓回収療法後はすみやかに降圧を行うことは妥当である（推奨度Bでエビデンスレベルは中）としている．確かに血管が再開通した後は，血圧は低めの方が予後がいい．

「米国高血圧ガイドライン2017」では血圧220/120 mmHg未満なら降圧は意味がないとしている．しかしながら「米国脳梗塞ガイドライン2019」では，機械的血栓回収療法前に185/110 mmHg未満に下げるのは理にかなっているだろうとしている．米国ではこちらの方が新しいガイドラインだから，少し下げるのかなぁ，わからんけど．

著しい低血圧の場合は，輸液や昇圧薬を使用することになっているが，そのエビデンスも実はそんなに確固たるものではない，というか通常血圧は上がるので，下がっている場合は予後はもうかなり悪いからエビデンスなんて出せないと思うけどね．

脳梗塞で機械的血栓回収療法を施行する場合

- 血栓回収療法施行前と試行中➡血圧は高めがいい
- 血栓回収療法後➡降圧をするが，下げ過ぎに注意

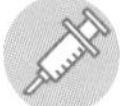

脳出血急性期の血圧管理

血圧180 mmHg以上で血腫が増大してしまうのはわかっているが，さてどこまで下げたらいいものか．積極的降圧療法について，ランドマーク的な論文が2つ発表され，世間を騒がせ

た．INTERACT-2（N Engl J Med, 368：2355-2365, 2013）では積極的降圧療法で死亡や重大機能障害になる率は変わりがないが，神経予後が少しいいことが期待された．またATACH-2（N Engl J Med, 375：1033-1043, 2016）でも死亡や重大機能障害はやはり変わりなく，神経予後，血腫増大も特に変わりなかった．血圧をガンガン下げても，そんなに悪くないと一時世間を騒がせた．「悪くない」というものの解釈は必ずしも「いい」わけではないので，なんともはっきりしない結果だよね．使っている薬剤もてんでバラバラで統一感もなく，積極的降圧療法をしても目標時間までに降圧できなかったのは，INTERACT-2（1時間以内）で2/3もあり，ATACH-2（2時間以内）では12.2％もあった．やっぱりぐいぐい血圧を下げるのは難しいんだ．

INTERACT-2では血圧を130～139 mmHgにすると神経予後がいいという報告もあった（Neurology, 84：464-471, 2015）．ATACH-2のサブ解析では血圧120～130 mmHgが血腫増大が少なく神経予後もいいものの，心腎合併症は血圧が高めの方が少なかった（Ann Neurol, 85：105-113, 2019）．一方140/90 mmHg以下の降圧は死亡率には影響しないが，腎機能が悪化することもわかってきた（N Engl J Med, 375：1033-1043, 2016）．血圧を下げた方が血腫は小さいが，下げ過ぎると腎機能が悪化する諸刃の刃なんだよね．

脳出血の場合，降圧したほうがよさそうだが，決定的なエビデンスに欠けるため，学会によってスタンスが違うんだよね．2015年の米国脳卒中学会は血圧を140 mmHgまで降圧するのは安全で神経予後はいいといっているのに対して，2018年の米国高血圧学会（米国高血圧ガイドライン2017）は降圧そのもののエビデンスが乏しいと明示し，さらに血圧を140 mmHg以下に下げ過ぎるのは危険としている（**表1**）．

カナダの脳出血ガイドライン（2020）では140～160 mmHgと幅のある目標値を設定しており，条件つき（発症6時間以内の来院，来院時血圧＜220 mmHg，抗凝固治療，血腫拡大徴候をCTで認めた場合，腎機能正常）で，強力な降圧（＜140 mmHg）を推奨している．

一方日本の「脳卒中治療ガイドライン2021」や「高血圧治療ガイドライン2019」ではむしろ140 mmHg未満を目標にしている（**表1**）．東洋人は脳出血しやすいという人種的違いもあるのだろうが，このあたりの数値をいくら厳格にしても，脳出血の管理をすると案外血圧がう

表1　脳出血における降圧についての各学会の推奨

米国高血圧学会2018[8]	発症早期（＜6時間）の脳出血では， ① 血圧＞220 mmHgなら降圧を行う ② 血圧150～220 mmHgに対しての降圧はエビデンスに乏しく，血圧を下げ過ぎてはいけない（＜140 mmHgは危険）.
米国脳卒中学会2015[9]	① 血圧＞220 mmHgなら降圧を行う ② 血圧150～220 mmHgに対して，140 mmHgまでの降圧は安全で神経機能予後がいい
日本脳卒中学会2021[6]	すみやかに血圧＜140 mmHgに降圧し7日間維持することは妥当である．血圧110 mmHg超を下限としてもよい．急性腎障害を回避するために血圧降下幅90 mmHgを超える強化療法は推奨しない
日本高血圧学会2019[11]	すみやかに血圧＜140 mmHgに降圧し，維持することを考慮してもよい．腎機能障害に注意する

まく下がらず，また低めに一定に保つのは難しいものだから，そんなに目くじら立てる必要もないんだけどね．

> **脳出血の降圧は多くの患者でそれほど影響はない・エビデンスに乏しい**
> - 日本では血圧＜140 mmHgに下げるべし
> - 米国では血圧140 mmHgくらいまでに下げるべし（140未満にはしない）

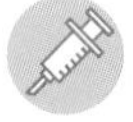 くも膜下出血の血圧管理

くも膜下出血ではそもそも降圧により動脈瘤の再破裂を予防するというエビデンスは乏しい．くも膜下出血では血圧を140 mmHg以下に下げたら予後が悪かったという報告もある（J Clin Neurosci, 22：1338-1342, 2015）．じゃ，止血しちゃえばいいと思うが，早期トラネキサム酸投与は，いい結果が期待できなかった（Lancet, 397：112-118, 2021）．ULTRA試験という命名だったが，ウルトラコケた感じで残念．むしろ安静を保ち，十分な鎮痛，鎮静を保つ方が重要であり，侵襲的な処置や検査は避けたい．

米国心臓病学会と米国脳卒中学会のガイドライン（2012）では，**降圧によりくも膜下出血の再破裂を予防するというエビデンスに乏しい**とされ，とりあえず160 mmHg以下にするのは理にかなっているという（表2）．ただし頭蓋内圧が亢進している場合（重症）には，不用意な降圧は脳灌流圧の低下をきたしてしまうので注意がいる，としている．米国高血圧ガイドラインにはくも膜下出血の降圧に関する記載はない．

日本の「脳卒中治療ガイドライン2021」では，軽症〜中等症なら血圧を160 mmHg未満に降圧することを推奨している．重症例は脳循環改善が重要で，高浸透圧利尿と全身管理を推奨．日本の「高血圧治療ガイドライン2019」では再出血予防のための降圧は考慮し，血圧＞160 mmHgなら，前値の80％程度の降圧を推奨している．つまり20％ほどの降圧を目標とする（表2）．

> **くも膜下出血の場合の降圧は**
> - 軽症〜中等症は血圧＜160 mmHgをめざしましょう…知らんけど，わからんけど
> - 重症例は降圧し過ぎに注意．むしろ高浸透圧利尿と全身管理が大事

図にここまで解説した脳梗塞，脳出血，くも膜下出血の降圧目標についてまとめた．

表2　くも膜下出血における降圧についての各学会の推奨

学会	推奨
米国心臓病学会， 米国脳卒中学会2012[10]	降圧による再破裂予防のエビデンスは乏しい． とりあえず，血圧＜160 mmHgをめざす
日本脳卒中学会2021[6]	軽症〜中等症なら血圧を160 mmHg未満に降圧する 重症例は脳循環改善が重要で，高浸透圧利尿と全身管理を推奨
日本高血圧学会2019[11]	血圧＞160 mmHgなら，前値の80％程度の降圧を推奨している

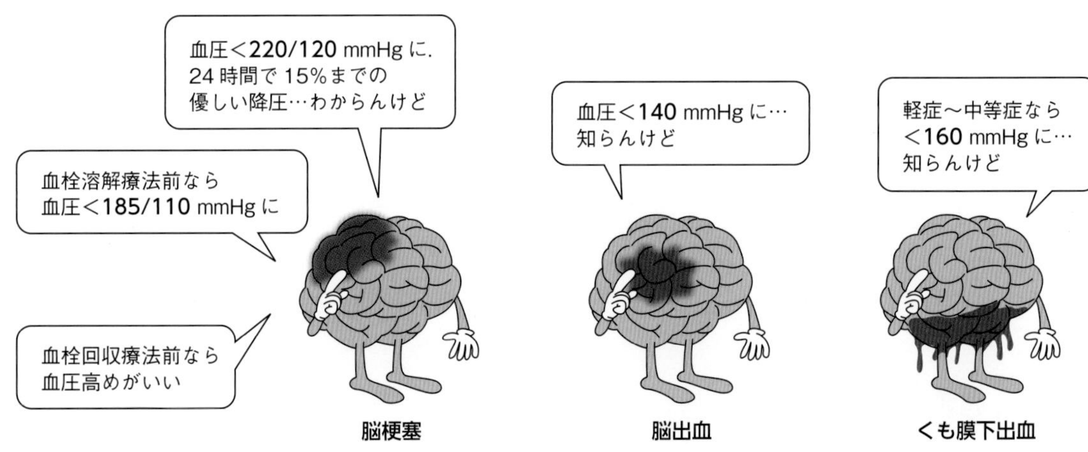

図　脳血管障害の降圧目標

Check！ **文献**

1) Anderson CS, et al：Rapid blood-pressure lowering in patients with acute intracerebral hemorrhage. N Engl J Med, 368：2355-2365, 2013（PMID：23713578）

↑有名なINTERACT-2試験．発症６時間以内の脳出血に対して，さまざまな薬剤で１時間以内に血圧を強力に下げる群（＜140 mmHg）と標準治療群（＜180 mmHg）に分けて比較検討した．90日後の死亡や重症機能障害では両群間で有意差なし．選択する薬剤が多様過ぎてどうだかねって感じ．有意差なしが，本当に降圧していいということにはならないんじゃないかなぁ．

2) Qureshi AI, et al：Intensive Blood-Pressure Lowering in Patients with Acute Cerebral Hemorrhage. N Engl J Med, 375：1033-1043, 2016（PMID：27276234）

↑有名なATATCH-2試験．発症4.5時間以内の脳出血（＞18歳）に対して，ニカルジピンで２時間以内に血圧を110〜139 mmHgまで下げる強化降圧療法群と140〜179 mmHgにする標準治療群を盲検せずに比較検討．死亡や重大機能障害は両群間（強化38.7％ vs 標準37.7％）で有意差なし．有意差がなかったため，試験は途中で中断された．さらに目標血圧まで下げられなかったものは，標準治療群で0.8％だけであったのに対して，強化降圧療法群では12.2％もあった．７日目の腎機能は強化降圧療法群（９％）が標準治療群（４％）より多く認めた．

3) Zhao R, et al：Blood Pressure Reduction in the Acute Phase of an Ischemic Stroke Does Not Improve Short- or Long-Term Dependency or Mortality：A Meta-Analysis of Current Literature. Medicine（Baltimore）, 94：e896, 2015（PMID：26061309）

↑22の論文のメタ解析．脳梗塞で降圧しても，短期的長期的予後や死亡率を低下することはできなかった．

4) Ahmed N, et al：Effect of intravenous nimodipine on blood pressure and outcome after acute stroke. Stroke, 31：1250-1255, 2000（PMID：10835440）

↑265人の急性期脳梗塞患者をニモジピン（日本では承認されていない）で降圧した．ニモジピン高用量群では，拡張期血圧低下が神経予後悪化と関連を認めた．拡張期血圧が20％以上低下すると，死亡率や神経予後悪化のオッズ比10.16，死亡のみでもオッズ比4.336と悪くなった．

5) Powers WJ, et al：Guidelines for the Early Management of Patients With Acute Ischemic Stroke：2019 Update to the 2018 Guidelines for the Early Management of Acute Ischemic Stroke：A Guideline for Healthcare Professionals From the American Heart Association/American Stroke Association. Stroke, 50：e344-e418, 2019（PMID：31662037）

↑**必読文献**．米国脳梗塞ガイドライン（2019）．

6) 「脳卒中治療ガイドライン2021」（日本脳卒中学会脳卒中ガイドライン委員会/編），協和企画，2021

↑**必読文献**．日本の脳卒中ガイドライン．

7) Shoamanesh A, et al：Canadian stroke best practice recommendations：Management of Spontaneous Intracerebral Hemorrhage, 7th Edition Update 2020. Int J Stroke, 16：321-341, 2021（PMID：33174815）

↑カナダの脳出血ガイドライン（2020）．最初の24～48時間は血圧を140～160 mmHg以下に降圧してもいいだろう．以下の場合は，強力に降圧（< 140 mmHg）を推奨：発症6時間以内の来院，来院時血圧< 220 mmHg，抗凝固治療，血腫拡大徴候をCTで認めた場合，腎機能正常．

8) Whelton PK, et al：2017 ACC/AHA/AAPA/ABC/ACPM/AGS/APhA/ASH/ASPC/NMA/PCNA Guideline for the Prevention, Detection, Evaluation, and Management of High Blood Pressure in Adults：A Report of the American College of Cardiology/American Heart Association Task Force on Clinical Practice Guidelines. Hypertension, 71：e13-e115, 2018（PMID：29133356）

↑米国高血圧ガイドライン（2017）．脳出血に関しては，血圧が高過ぎたら（> 220 mmHg）降圧はいい．しかし150～220 mmHgの血圧の場合，血圧を140 mmHg未満にするのはむしろよくないとしている．

9) Hemphill JC 3rd, et al：Guidelines for the Management of Spontaneous Intracerebral Hemorrhage：A Guideline for Healthcare Professionals From the American Heart Association/American Stroke Association. Stroke, 46：2032-2060, 2015（PMID：26022637）

↑米国脳卒中学会の米国脳出血ガイドライン（2015）．

10) Connolly ES Jr, et al：Guidelines for the management of aneurysmal subarachnoid hemorrhage：a guideline for healthcare professionals from the American Heart Association/american Stroke Association. Stroke, 43：1711-1737, 2012（PMID：22556195）

↑米国心臓病学会と脳卒中学会の脳動脈瘤の米国くも膜下出血ガイドライン（2012）．降圧そのもので再出血を予防するかどうかはわかってないけど，とりあえず160 mmHg以下にしましょう．

11) 「高血圧治療ガイドライン2019」（日本高血圧学会高血圧治療ガイドライン作成委員会/編），ライフサイエンス出版，2019

↑日本の高血圧ガイドライン．以下のURLからダウンロードできる．
https://www.jpnsh.jp/data/jsh2019/JSH2019_hp.pdf

12) Oheda M, et al：Early rebleeding in patients with subarachnoid haemorrhage under intensive blood pressure management. J Clin Neurosci, 22：1338-1342, 2015（PMID：26077940）

↑309人の動脈瘤性くも膜下出血患者を140 mmHg以下に降圧した群と140 mmHg以上の血圧群を比較したところ，降圧群で再出血14％あり，対照（6％）と比べて再出血しやすかった．

13) Gąsecki D, et al：Blood Pressure Management in Acute Ischemic Stroke. Curr Hypertens Rep, 23：3, 2020（PMID：33305339）

↑急性脳梗塞時の血圧管理についてのレビュー．たくさん書いてあるけど結局わからんけど，知らんけど…．血圧に関与する因子が多くて複雑なんだよね．もともと血圧が高い人は高めに，低めの人はそれなりに管理するという方がいいかもね．

14) Sandset EC, et al：European Stroke Organisation（ESO）guidelines on blood pressure management in acute ischaemic stroke and intracerebral haemorrhage. Eur Stroke J, 6：48-89, 2021

↑ヨーロッパの脳卒中血圧管理ガイドライン（2021）．ヨーロッパでは脳梗塞に対して血栓溶解療法は約7.3％に，血栓回収療法は約1.9％に施行されるだけとのこと．おおむね血圧管理は世界的に同じ．血栓溶解療法施行前は血圧＜185/110 mmHgに，施行後は＜185/105 mmHgを維持は同じだが，130～140 mmHgまで下げちゃダメと明記している．機械的血栓回収療法の場合は血圧＜185/105 mmHgを維持するも130 mmHg未満にしちゃダメ．脳出血での降圧療法のエビデンスは乏しいものの，発症6時間以内なら110～140 mmHgまで下げることを推奨（ただし90 mmHg以上の血圧降下はしてはいけない）．まぁ似たり寄ったりだけど，読みやすいガイドラインだ．

15) Jafari M, et al：Blood pressure management after mechanical thrombectomy in stroke patients. J Neurol Sci, 418：117140, 2020（PMID：32961389）

↑機械的血栓回収療法後の血圧管理に関するレビュー．閉塞血管再開通後は，血圧は185/105 mmHg未満でいいなんて言っていると，まだまだ高血圧による障害が及ぶため，しっかり降圧したほうがいいというエビデンスを集めて解説している．特に血圧の変動が大きいとダメらしいね．

No way！ アソー！ モジモジ君の言い訳

～そんな言い訳聞き苦しいよ！
No more excuse！ No way！ アソー（Ass hole）！

×「脳梗塞は血圧が高い方がいいんですよね」

→血栓溶解療法をする予定だから，まずは185/110 mmHg以下には下げておこうね．

△「脳出血では血圧を140 mmHg以下に下げてもそんなに悪くないはずですよ」

→たしかにINTERACT-2やATACH-2では得意顔でいいと触れ回ったが，腎機能と天秤にかけないといけない．日本では140 mmHg未満を目標としているが，世界は140 mmHgまでに留めるようなものもあり，今後追試が必要な領域なんだ．

×「くも膜下出血ならサクッと血圧を下げろって習いましたけど」

→降圧で再出血を予防するというエビデンスはないんだ．むしろ安静・鎮痛・鎮静しましょう．まぁ160 mmHg切るくらいにコントロールしておきたいね．

林　寛之（Hiroyuki Hayashi）：福井大学医学部附属病院救急科・総合診療部

コロナ禍でリモート授業が増えたが，やはり臨場感がない．顔を見つめて熱い思いが伝えられない．あぁ，はやくワクチンが行き渡って，まともな世界に戻ってきて欲しい．それにしても感染対策と経済を天秤にかけると，こんなに難しい世の中はないけれど，若者は軽症なのでここまで締め付けないでそろそろ理にかなった対応になるようにしてあげたいなぁ．

1986　自治医科大学卒業
1991　トロント総合病院救急部臨床研修
1993　福井県医務薬務課所属　僻地医療
1997　福井県立病院ER
2011　現職

日本救急医学会専門医・指導医
日本プライマリ・ケア連合学会認定指導医
日本外傷学会専門医
Licentiate of Medical Council of Canada

★後期研修医大募集中！ 気軽に見学にどうぞ！ Facebook⇒福井大学救急部・総合診療部

対岸の火事 他山の石

研修医が知って得する日常診療のツボ

中島 伸

他人の失敗を「対岸の火事」と笑い飛ばすもよし，「他山の石」と教訓にするのもよし．研修医時代は言うに及ばず，現在も臨床現場で悪戦苦闘している筆者が，自らの経験に基づいた日常診療のツボを語ります．

その240

後医は名医

「後医は名医」や「後医は前医を誇るべからず」という言葉を読者の皆さんも耳にしたことがあることと思います．というのも，一般に最初に患者さんを診察した医師よりも，後で診た医師の方が何かと診断しやすい状況にあるわけです．なので後医が診断をつけやすいのは当然であり，「たまたま自分が後に診て診断できたからといって前に診た医師を非難することのないように」，という格言です．確かにそのとおりで，後で診れば症状も揃い，経過もわかり，データも一目瞭然．先に診た医師よりも正しく診断できるのは当然だといえましょう．私自身が最近経験した2例のめまい症例を通して，このことを述べたいと思います．

症例1：最近ふらつきがひどくて…

1例目は60歳代の男性です．糖尿病やてんかん，自己免疫性胃炎などいろいろな疾患をもったサラリーマンですが，ふらつきが強くなり「脳疾患などありませんでしょうか？」ということで他院から脳神経外科に紹介されてきました．複数の医療機関にかかっておられ，紹介元は内分泌内科でした．血液検査など一通り調べたうえで原因がわからない，ということで紹介されてきたのです．顔に打撲痕があるので経緯を尋ねると，最近ふらつきがひどく，よく転倒するということでした．1番最近では自転車に乗っていて転倒して地面で顔を打ってしまったそうです．3カ月ほど前にも転倒したときに後頭部を打ったとのことでした．このような病歴の場合，脳神経外科医がパッと思いつくのは慢性硬膜下血腫です．この疾患の典型的な病歴は，お酒飲みの高齢男性が頭を打ってから1～3カ月後に頭痛や軽い手足の麻痺などが出現し，頭部CTを撮影すると慢性硬膜下血腫がみつかった，というものです．もちろんお酒を飲まない方や外傷歴のない方の慢性硬膜下血種も珍しくありません．今回の男性については怪しさいっぱいなので，病歴聴取や身体診察もそこそこに頭部CT撮影を行いました．その結果は……まさかの異常なし！

中島「あれれ？ 頭蓋骨と脳の間に血種があるはずなのに」
患者「先生，MRIは撮らなくていいんれすか？」
中島「MRIが必要かどうかは私が判断します」

最近の患者さんはCTを撮っただけでは満足してくれません．

中島「もう1度お伺いしますが，最初に頭を打ったのは○月○日ですよね」
患者「そう，入口の……ええっと……」
中島「ドアですか？」
患者「そうドアやドア．なんか言葉が出てけえへん」

運動性失語症？ そういえば呂律も回っていません．これは外傷というよりもCTで写っていないだけの脳梗塞か脳腫瘍，ひょっとしたら脳膿瘍の可能性もあります．ご本人の言うとおりMRIまで撮影した方がいいのでしょうか．

中島「慢性硬膜下血種とばかり思っていましたが，どうやら違っているみたいです．MRIを撮影しましょう」
患者「お願い……します」

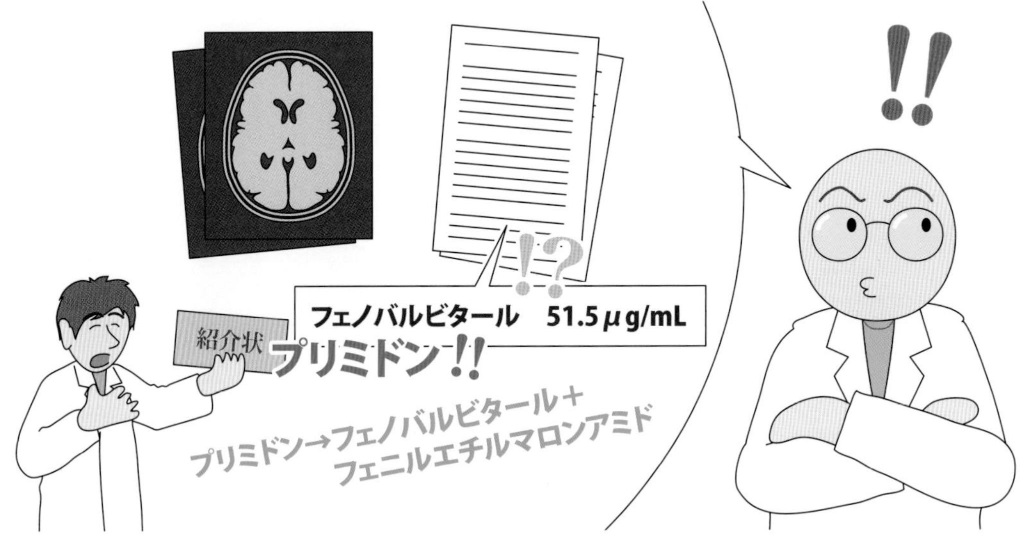

この患者さんがMRIの撮影にいっている間に他院からの紹介状をよく読んでみました．すると，検査結果のなかに抗けいれん薬の血中濃度がありました．3種類のうち，フェノバルビタールが51.5 μg/mL（正常値：15.0～40.0 μg/mL）と中毒域に入っています．

中 島 「フェノバルビタールが原因か！」

これで呂律が回っていないのも単語が出てこないのも話が合います．でも，この方，フェノバルビタールは服用していないんですよね．かわりに飲んでいるのはプリミドン．この薬は生体内で代謝されてフェノバルビタールとフェニルエチルマロンアミドになるので，フェノバルビタール血中濃度が高いのも説明がつきます．果たして頭部MRIではどこにも異常をみつけることができませんでした．やはり抗けいれん薬の過量だったものと思われます．結局，プリミドンを中止してもらうことによって，ふらつきも構語障害も数日間で軽快しました．前医では，せっかく他院から処方されているプリミドンに対して気を利かせてフェノバルビタールの血中濃度測定まで行っていたのに，それに対するアクションを起こしていなかったのが残念なところです．とはいえ，そのことを非難すべきではないので，単に「後医は前医を謗るべからず」と思いつつ，淡々と診療を続けました．

症例2：めまいがなかなか治らない

2例目は20歳代の女性です．この方は前の月にめまいが発症し，なかなか治らないということで近所の耳鼻科を受診されました．そこでは聴力や眼振を含む耳性めまいの有無を詳細に調べたのですが，そちらは否定的ということで当院の総合診療科に紹介されてきました．私が相談を受けたのは総合診療科の担当医がひととおりの診察を終えた後です．

総 診 「近所の耳鼻科から紹介されてきためまいの患者さんなんやけど，よくわからへんのよ」

中 島 「めまいで1番多いのはBPPV（benign paroxysmal positional vertigo：良性発作性頭位変換めまい）ですけど，発症してからの経過はどうですか．症状は徐々によくなってきているんでしょうか？」

総 診 「いや，2週間経ってるけどあまり変わらへん．それに紹介元の耳鼻科の先生は耳性めまいではなくて中枢性めまいを疑ってはるわけ．それで来週早々にMRIを予約がとれたから……」

中島「脳神経外科で診てくれってことですね．わかりました．MRI撮影後に私の脳神経外科外来を受診してもらうようにしてくれますか？」

総診「ありがとう．先生に対応してもらったら助かるわ！」

さて，私が脳神経外科外来で診察したときにはすでに発症から3週間経過していました．前の週に総合診療科を受診したときには症状があまりよくなっていなかったのにもかかわらず，その後の1週間でずいぶん改善したということです．すでに撮影を終えていた頭部MRIでは特に異常を認めません．自然軽快しつつあるということから，最も考えられるのはBPPVです．頭を動かすとしばらくめまいが続くけれども，30秒ほどで改善するという症状もBPPVとして矛盾はありません．最初の耳鼻科でも次の総合診療科でも眼振は認められなかったということですが，脳神経外科の診察室で行ったDix-Hallpike法でも眼振は認められませんでした．しかし本人の自覚するめまい感は右向きと左向きで明らかに差があります．

まとめると，

- 頭を動かしたときに誘発されるめまい感で，じっとしていると30秒ほどで改善する
- 発症して2週間はあまり症状が改善しなかったがその後1週間で自然に軽快しつつある
- 頭部MRIでは明らかな異常を認めない
- Dix-Hallpike法で誘発されるめまい感に左右差がある

ということから，眼振は認められないもののBPPVだと思われました．めまいを他覚的にみる方法として眼振を確認するのは有効ではありますが，うまく誘発できないことも多いのが現実です．しかし，検者が眼振を確認できなくてもご本人のめまい感が誘発されるかどうかはわかります．私はめまい感も眼振と同じように重要視しており，眼振のないめまい感も有力な症状と考えています．この患者さんに対しては，治療しなくても自然軽快しますよ，と説明して安心していただきました．

この症例でBPPVだという確信をもつことができたのは，後で診察した分，全体の経過を知ったうえに画像データがあったからに過ぎません．やはり「後医は名医」といわれるゆえんです．

ということで，後になればなるほど正しく診断できるのは当然だというお話でした．先に診察した偉い先生の診断の誤りに研修医やレジデントが気づくことも多々あることと思いますが，決してうまく診断できたと自慢したり非難したりしてはなりません．黙々と「後医は名医」「後医は前医を謗るべからず」と念じ続けましょう．自分が診断をつけられなかった症例を，誰かが知らないところで診断してカバーしてくれていることも十分ありますから．

最後に1句

診断が　うまくできても　威張らない
条件よければ　誰でも可能

中島　伸
（国立病院機構大阪医療センター脳神経外科・総合診療科）
著者自己紹介：1984年大阪大学卒業．
脳神経外科・総合診療科のほかに麻酔科，放射線科，救急などを経験しました．

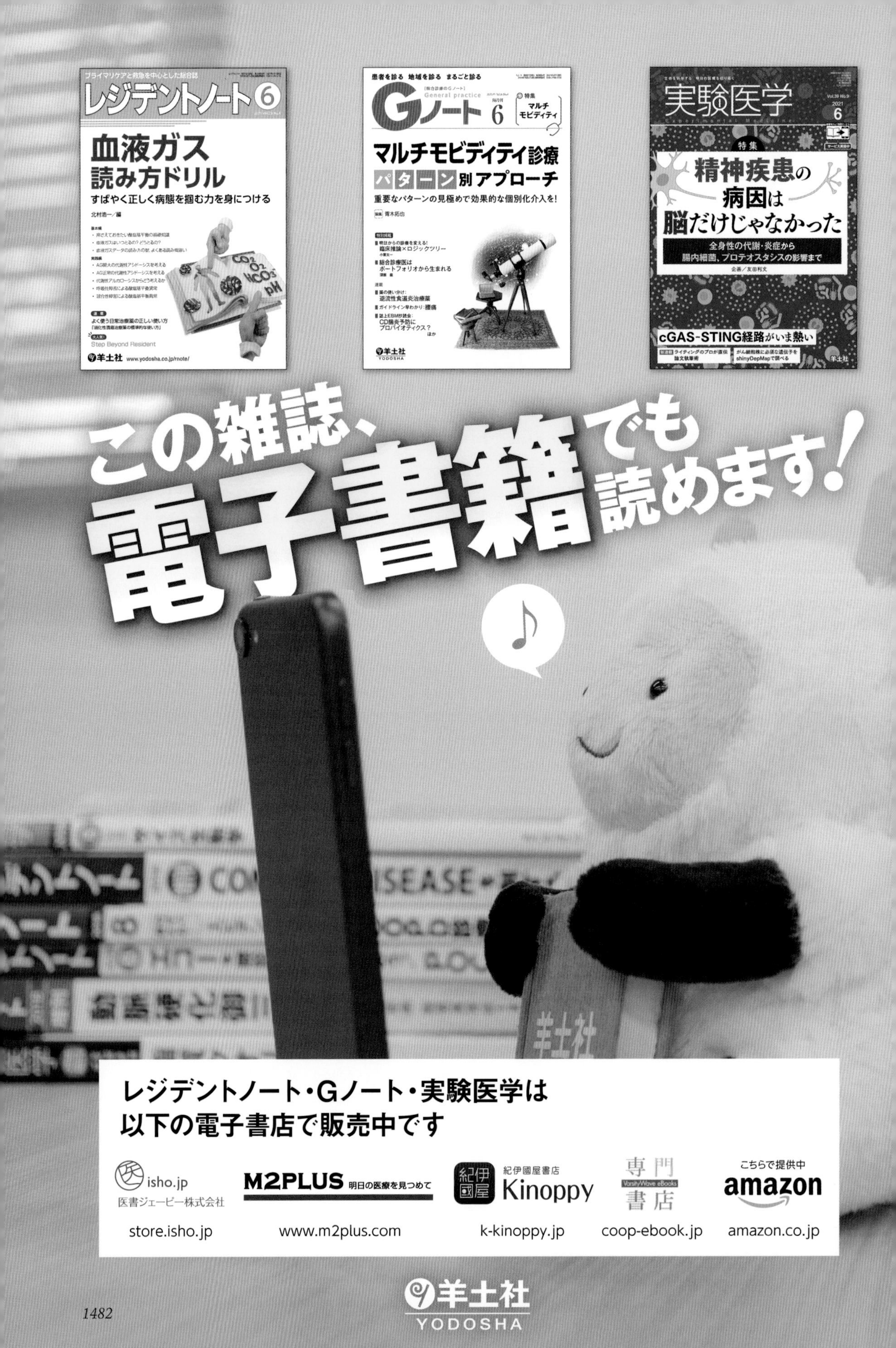

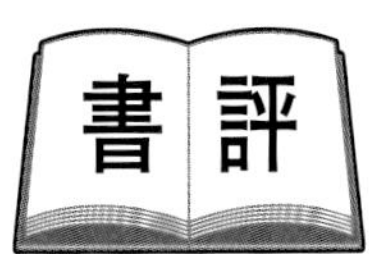

BOOK REVIEW

一気に上級者になるための麻酔科医のテクニック 第3版

著／四維東州
定価8,800円（本体8,000円＋税10％），
B5版，372頁，三輪書店

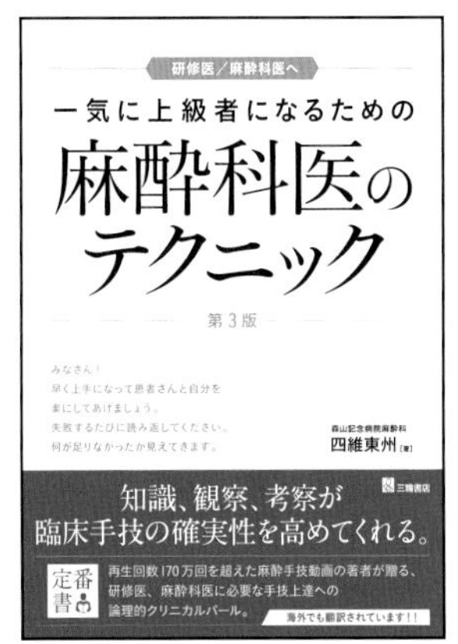

◆ 手技教本：これからのジャパンスタンダードとして

医療従事者がはじめて侵襲的な手技をするときは不安と緊張から思うように身体が動かず難渋することもあるだろう．監督者はどこまで初心者に実施させるか見極めなければいけない．施行者の一挙手一投足を観察しつつ指導をするが，手技の前にトラブルなくできるようブリーフィングをしていても，実践してみると状況が違って対応が必要なこともあるだろう．そのようなときのケースごとの指導ポイントや上達のコツが随所に散りばめられた人気書籍，『一気に上級者になるための麻酔科医のテクニック』の第3版が大幅にボリュームアップして上梓された．

タイトルからは麻酔で必要な手技マニュアルと考えられがちだが，医療全般で必要となる実践的テクニックを深く掘り下げた手順書になっている．いつも通りにやったがうまくいかないときの場面別の記載は，筆者の手技に関する行動哲学が事細かに記載されている．行動指針として，じっくりと読み込むことで理論に基づく理解が得られるだろう．

医療行為は状況が変わり手技がどんどん難しくなって悪循環に陥ることがある．場合によっては撤退することも必要だが，難しい状況に適宜対応するために，早めのトラブルシューティングをして無事にリカバリーすることが必要だろう．

指導医は自分の分身をつくるような指導をすることがあるが，それは手っ取り早い1つの教育手法である．しかし，人の手の形，視力や運動能力がそれぞれ違うように，自身にあった方法をみつけることが重要であり，本書はその手掛かりになるだろう．

手技には自信をもっている研修医も困ったときにすぐに指導医がいるとは限らないので，本書を頼りにさまざまな方法を試して経験してほしい．そして，後輩に堪所を丁寧に教えられるように，指導医への準備として，まずは本書をくり返し読んでみてはどうだろうか．手を動かしながら，臨床でくり返し練習して，そして次の手技に備えて予習の時間に本書を熟読すれば，上級者へとスキルアップができるだろう．

（評者）三宅隆一郎（明石医療センター 麻酔科 主任部長）

プライマリケアと救急を中心とした総合誌

大好評発売中！

レジデントノート Back Number

定価2,200円（本体2,000円＋税10％）

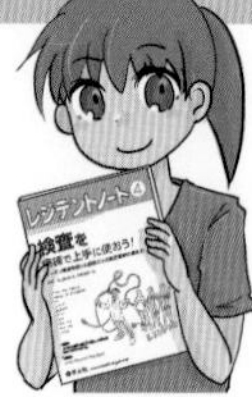

お買い忘れの号はありませんか？

すべての号がお役に立ちます！

2021年8月号（Vol.23 No.7）

いま見直したい、発熱診療のキホン

発熱の機序、鑑別診断、解熱の意義など、COVID-19がある今こそ押さえたい大切なこと

編集／一瀬直日

2021年7月号（Vol.23 No.6）

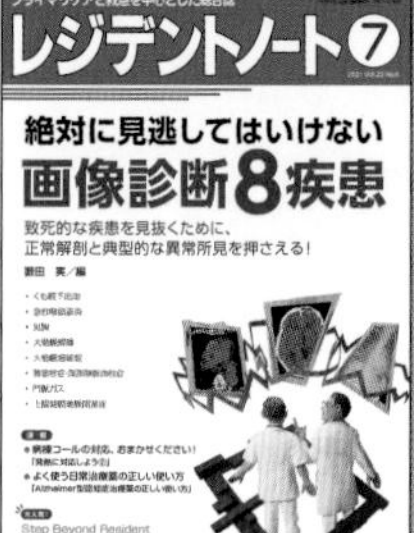

絶対に見逃してはいけない画像診断8疾患

致死的な疾患を見抜くために、正常解剖と典型的な異常所見を押さえる！

編集／藪田　実

2021年6月号（Vol.23 No.4）

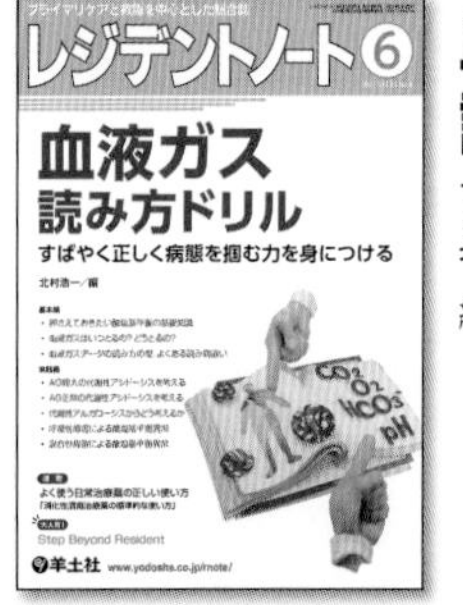

血液ガス読み方ドリル

すばやく正しく病態を掴む力を身につける

編集／北村浩一

2021年5月号（Vol.23 No.3）

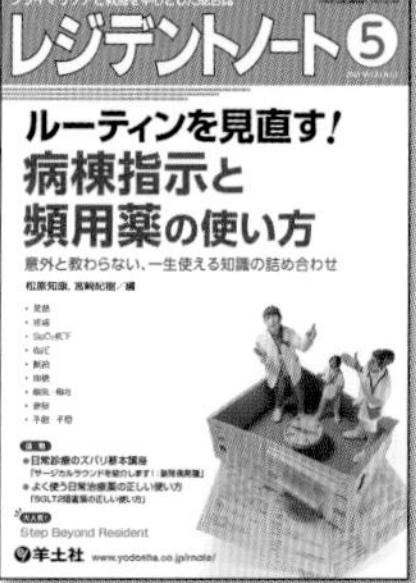

ルーティンを見直す！病棟指示と頻用薬の使い方

意外と教わらない、一生使える知識の詰め合わせ

編集／松原知康，宮崎紀樹

2021年4月号（Vol.23 No.1）

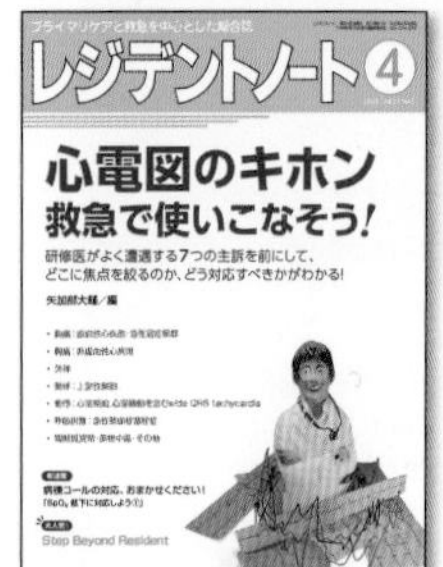

心電図のキホン 救急で使いこなそう！

研修医がよく遭遇する7つの主訴を前にして、どこに焦点を絞るのか、どう対応すべきかがわかる！

編集／矢加部大輔

2021年3月号（Vol.22 No.18）

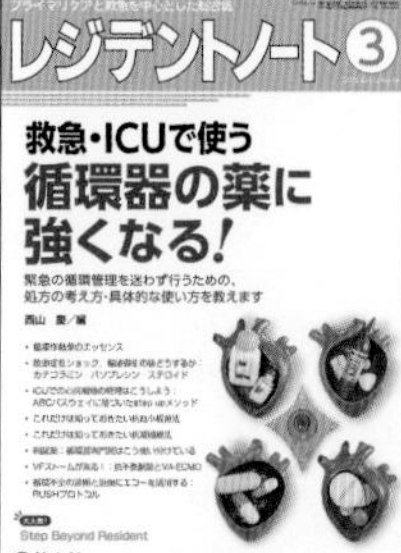

救急・ICUで使う循環器の薬に強くなる！

緊急の循環管理を迷わず行うための、処方の考え方・具体的な使い方を教えます

編集／西山　慶

2021年2月号（Vol.22 No.16）

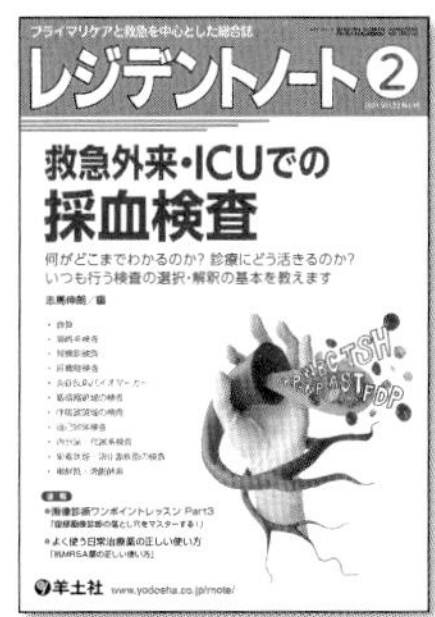

救急外来・ICUでの採血検査

何がどこまでわかるのか？
診療にどう活きるのか？
いつも行う検査の選択・解釈の基本を教えます

編集／志馬伸朗

2021年1月号（Vol.22 No.15）

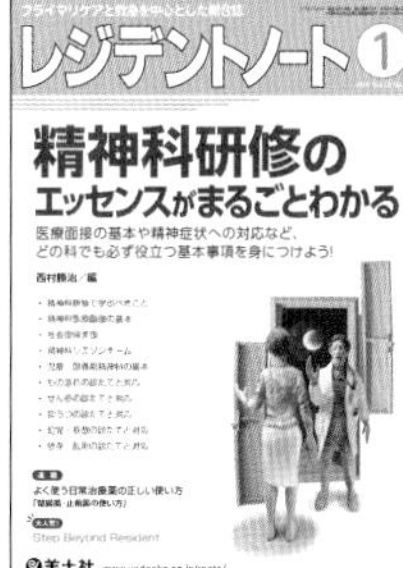

精神科研修のエッセンスがまるごとわかる

医療面接の基本や精神症状への対応など，どの科でも必ず役立つ基本事項を身につけよう！

編集／西村勝治

2020年12月号（Vol.22 No.13）

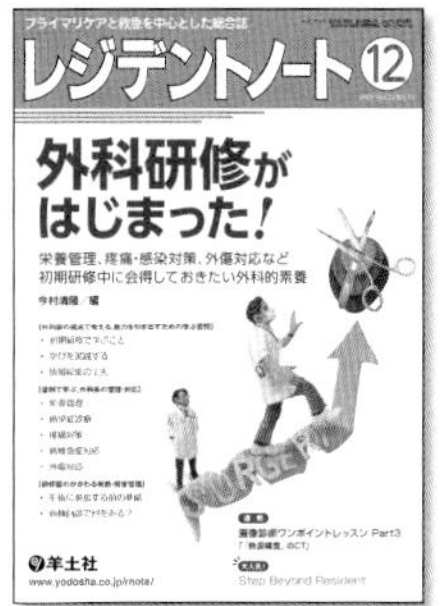

外科研修がはじまった！

栄養管理，疼痛・感染対策，外傷対応など初期研修中に会得しておきたい外科的素養

編集／今村清隆

2020年11月号（Vol.22 No.12）

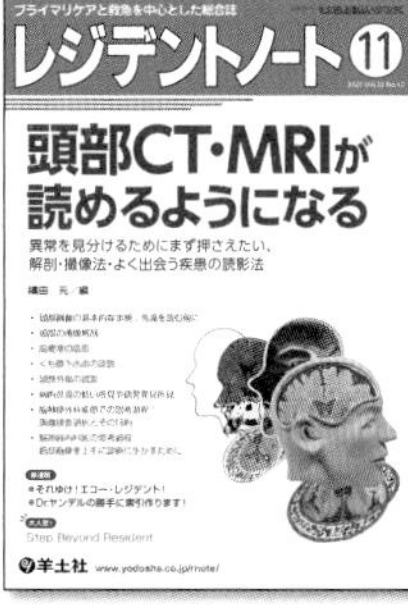

頭部CT・MRIが読めるようになる

異常を見分けるためにまず押さえたい，解剖・撮像法・よく出会う疾患の読影法

編集／横田　元

2020年10月号（Vol.22 No.10）

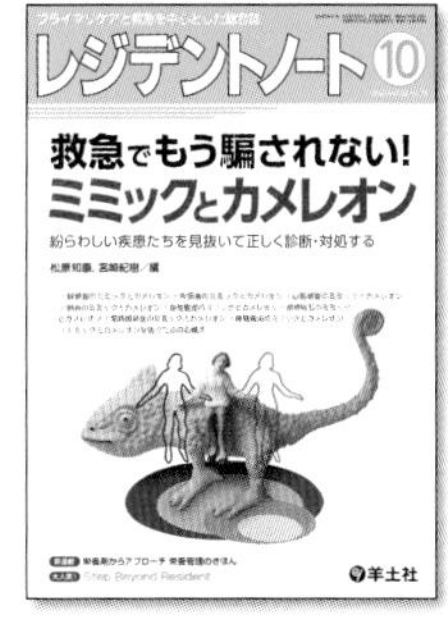

救急でもう騙されない！ミミックとカメレオン

紛らわしい疾患たちを見抜いて正しく診断・対処する

編集／松原知康，宮崎紀樹

2020年9月号（Vol.22 No.9）

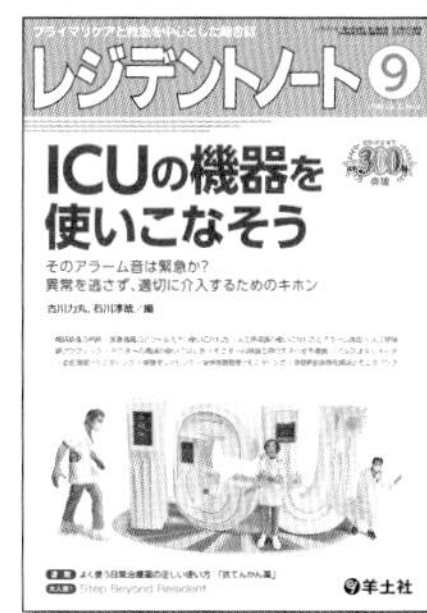

ICUの機器を使いこなそう

そのアラーム音は緊急か？
異常を逃さず，
適切に介入するためのキホン

編集／古川力丸，石川淳哉

以前の号はレジデントノートHPにてご覧ください ▶ www.yodosha.co.jp/rnote/

レジデントノート 次号10月号 予告

（Vol.23 No.10）2021年10月1日発行

特　集

レジデントが知っておくべき 術中麻酔管理のポイント！（仮題）

編集／川口昌彦（奈良県立医科大学 麻酔科学教室）

麻酔科での初期研修では，導入時・覚醒時を除く術中管理が研修医に任される場合もあると伺います．限られた研修期間のなかで，ひとりで術中麻酔管理を行うことになっても慌てないよう，ポイントを効率的に学ぶことが求められるかと思います．10月号では，麻酔導入から終了までの間に注目すべきことや，起こりやすいトラブルとその予防策・起こってしまった場合の対策など，初期研修医が麻酔科研修中に知っておくべきこと・やるべきことにしぼって解説します．

1）麻酔深度のみかたとトラブルシューティング ………… 讃岐美智義
2）筋弛緩モニターの使い方とトラブルシューティング ………… 林　浩伸
3）これだけは押さえよう 術中呼吸管理の基本 ………… 園部奨太
4）術中に発生する血液ガス分析の異常と対応 ………… 尾﨑孝平
5）これだけは押さえよう 術中循環管理の基本 ………… 惠川淳二
6）術中の輸液管理と尿量の考え方 ………… 鵜澤康二
7）術中に発生するショック時の鑑別と対応 ………… 平本芳行，髙橋伸二
8）体温管理の基本～術中体温とアウトカムへの影響 ………… 立花俊祐，山蔭道明
9）覚醒に向けた対応と抜管の方法 ………… 磯野史朗

連　載

新連載 会話を愉しみ，ピースを集める　病歴聴取のコツ
………… 小松孝行（順天堂大学医学部附属練馬病院 救急・集中治療科）

● よく使う日常治療薬の正しい使い方
「乾癬治療薬の使い方」 ………… 小宮根真弓（自治医科大学 皮膚科学教室）

その他

※タイトルはすべて仮題です．内容，執筆者は変更になることがございます．

◆ 編集部より ◆

今号から編集担当となりました．入社1〇年めにして初のレジデントノート担当です．読者の皆さまに寄り添えるよう，フレッシュな気持ちで誌面づくりをして参りたいと思います．

さて，今号の特集は「利尿薬」です．利尿薬を適切に選び効果的に使うために，薬理特性や病態生理といった基礎から場面ごとの実践的な使い方まで丁寧にご解説いただきました．この機会にいつもの処方を見直してみてはいかがでしょうか．

また今号から新連載「しくじりから学ぶ精神科薬の使い方」が始まりました．楽しく学べる連載ですので，ぜひご覧ください．

（溝井）

レジデントノート

Vol. 23 No. 9 2021〔通巻 319 号〕
2021年9月1日発行 第23巻 第9号
ISBN978-4-7581-1667-1
定価 2,200円（本体 2,000円＋税 10％）［送料実費別途］

年間購読料
定価 26,400円（本体 24,000円＋税 10％）
［通常号 12冊，送料弊社負担］
定価 57,420円（本体 52,200円＋税 10％）
［通常号 12冊，増刊 6冊，送料弊社負担］
※海外からのご購読は送料実費となります
※価格は改定される場合があります

発行人　一戸裕子
編集人　久本容子
副編集人　保坂早苗，遠藤圭介
編集スタッフ　田中桃子，清水智子，伊藤　駿，溝井レナ
広告営業・販売　松本崇敬，中村恭平，加藤　愛
発行所　株式会社 羊 土 社
〒101-0052 東京都千代田区神田小川町 2-5-1
TEL 03(5282)1211 ／ FAX 03(5282)1212
E-mail eigyo@yodosha.co.jp
URL www.yodosha.co.jp/
印刷所　三報社印刷株式会社
広告申込　羊土社営業部までお問い合わせ下さい．

■ 麻酔関連手技の基本から応用まで、
実践的理論で必ず上達できる「四維式メソッド」！

一気に上級者になるための 麻酔科医のテクニック【第3版】

著　四維 東州（森山記念病院麻酔科 部長）

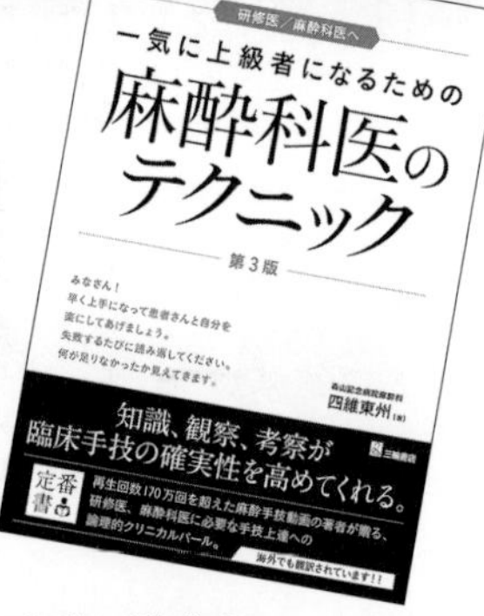

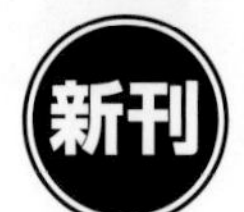

麻酔関連を中心としたベッドサイドで必要とされる手技を絶対不可欠な 14の章に分け、習得に数年はかかるとされるテクニックの数々を短期間で身につけられるようにまとめている。

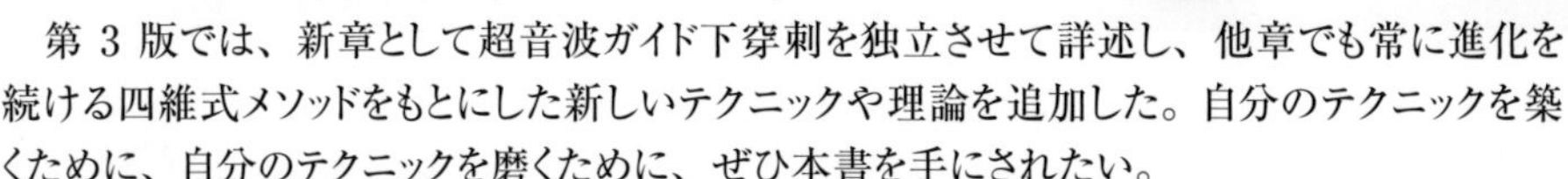

第 3 版では、新章として超音波ガイド下穿刺を独立させて詳述し、他章でも常に進化を続ける四維式メソッドをもとにした新しいテクニックや理論を追加した。自分のテクニックを築くために、自分のテクニックを磨くために、ぜひ本書を手にされたい。

初版から 12年以上にわたり支持されている研修医・麻酔科医の定番書。

本書の詳細はこちら ▶

■ 主な内容 ■

Chapter 1　経鼻エアウェイ挿入
この手技には様々な手技に通じる，と一っても重要な考え方があります‼

Chapter 2　末梢静脈ライン確保
血管の性状に注目してより確実に!やり方を変えなければいけません．

1 基本
2 いろいろな状況におけるテクニックと考察

Chapter 3　橈骨動脈ライン確保
苦手な人はいつまでたっても苦手…知識が増えれば成功率はぐんと上昇！

1 一般的，基本的な流れ
2 真髄

Chapter 4　超音波ガイド下穿刺
刺す対象によっていろいろ変わります．
全部読んでいろいろ応用してください！

1 針の穿刺角度
2 プローブの操作方法
3 マーキングの方法
4 神経ブロックにおける平行法での針の描出
5 血管穿刺の際のプローブの持ち方
6 超音波ガイド下中心静脈穿刺
　6−1　超音波ガイド下内頸静脈穿刺（交差法）
　6−2　超音波ガイド下内頸静脈穿刺（平行法）
7 超音波ガイド下動脈穿刺
8 超音波ガイド下末梢静脈ライン確保
9 神経ブロック各論
10 fascia リリース（筋膜リリース）
11 超音波機器を使わない内頸静脈穿刺

Chapter 5　マスク換気
人の言うことを鵜呑みにしても，残念ながらダメなときもあります…

Chapter 6　気管挿管
施設によって方法が違う！
本質を知り，様々な工夫を自分の施設の方法に応用！

1 マッキントッシュ型喉頭鏡による挿管までの一連の流れ
2 喉頭鏡の角度の変え方と力の入れ方
3 見えないときのテクニック ①
4 見えないときのテクニック ②
5 見えないときのテクニック ③
6 見えないときのテクニック ④
7 様々な操作の影響
8 スタイレット
9 声門の入り口（仮声帯）は通過したのにすぐにつかえてしまう
10 声門がまったく見えないとき
11 ガムエラスティックブジー，オブチュレーターなどのガイド下で挿入する場合
12 エアウェイスコープ
13 マックグラス
14 キングヴィジョン
15 バイトブロックと挿管チューブの固定
16 その他
17 経鼻挿管

Chapter 7　肺分離換気
手技も換気設定も，ポイントを押さえればとても簡単です．

1 左気管支用チューブ
2 右気管支用チューブ
3 ユニベントチューブ，気管支ブロッカー
4 その他
5 肺分離換気での呼吸設定

Chapter 8　声門上器具
使ったことがない器具も全部読んで！
様々な器具に応用できます．

1 ラリンゲルマスククラシックタイプの挿入
2 ラリンゲルマスクプロシールの挿入
3 プロシールの際のストマックチューブ挿入
4 陽圧呼吸にするなら
5 ファストラック
6 ディスポーザブルタイプ
7 i-gel
8 経口エアウェイ

Chapter 9　ストマックチューブ挿入
挿管されている患者さんに挿入するのは，だいぶ難しいですよぉ．

1 最初に試す方法
2 1 の方法で通過しないとき
3 喉頭展開して入れる
4 胃食道接合部でつかえるとき
5 その他

Chapter 10　膀胱カテーテル挿入
泌尿器科を呼ぶ前に，
あなたにはやれることがあります！

Chapter 11　指輪の電メスへの対処
指輪がはずれないとき…
あなたが頼りにされちゃいましょう．

1 指輪を抜く方法
2 絶縁体を指と指輪の間に入れる

Chapter 12　スワンガンツカテーテル挿入
スムーズに進まないときは，
心臓の形，重力を考えましょう！

1 右内頸静脈から入れる場合
2 左内頸静脈から入れる場合

Chapter 13　脊椎麻酔
知ると知らぬとでは雲泥の差．
「麻酔が効かない」って困りますよね…

1 写真を見る
2 アプローチは臨機応変に
3 穿刺の流れ
4 骨に当たってしまった場合
5 電激痛
6 刺入速度
7 その他のうまくいかないとき
8 麻酔範囲の調節

Chapter 14　硬膜外カテーテル挿入
知識を使い素早く確実に．
あなた次第！患者さんを楽にしてあげてください．

1 硬膜外カテーテル挿入部位
2 正中法と傍正中法
3 傍正中法：すばやくスムーズに
4 その他
5 最後に

● 定価 8,800円（本体 8,000 円+税）　B5　372頁　2021年　ISBN 978-4-89590-708-8

お求めの三輪書店の出版物が小売書店にない場合は，その書店にご注文ください．お急ぎの場合は直接小社に．

三輪書店　〒113−0033 東京都文京区本郷6−17−9 本郷綱ビル
編集 03-3816-7796　FAX 03-3816-7756　販売 03-6801-8357　FAX 03-6801-8352
ホームページ：https://www.miwapubl.com

レジデントノート　9月号
掲載広告　INDEX

■ 企業

（株）油井コンサルティング ………… 表2
トーアエイヨー（株）…………………… 表3
第一三共（株）………………………… 表4
リード エグジビション ジャパン … 1343
メディカル・サイエンス・インターナショナル
…………………………………………… 1470
医学書院……………………………… 後付1
三輪書店……………………………… 後付2
診断と治療社………………………… 後付3
南山堂………………………………… 後付4
中外医学社…………………………… 後付5
東京図書……………………………… 後付6

■ 病院

一般社団法人 徳洲会 ……………… 1332
宇治徳洲会病院……………………… 1334
ながさき地域医療人材支援センター 1336
静岡県立静岡がんセンター………… 1341
神戸徳洲会病院……………………… 1346
筑波メディカルセンター病院……… 後付7